MARION THELLIEZ

Préface de Daniel Kieffer

JE ME LIBÈRE DU SUCRE

EYROLLES

REMERCIEMENTS

Un grand merci à toutes les personnes qui sont venues me consulter au cabinet, qui ont participé à mes retraites, mes ateliers de cuisine, ou qui m'ont spontanément offert leur témoignage. Par vos questions et vos remarques, vous m'avez éclairée sur bien des points, sans même le savoir !

Merci à Anne Ghesquière pour sa confiance et à Daniel Kieffer de m'avoir inspirée pour devenir une naturopathe épanouie !

Un merci tout particulier à mes chers parents. À ma mère, qui m'a donné le goût de belles et bonnes choses, et à mon père, qui m'a transmis un autre genre de goût : celui du travail bien fait.

Merci à mon conjoint, François, pour nos délicieux moments de cuisine au quotidien. Sa présence et ses encouragements au jour le jour me sont très précieux.

Et un merci spécial pour leur témoignage détaillé à Élise A., Sylvie D., Kathia C., Anne-Claire M., Céline T., Elsa M., Aurore W., Maude F., Charlotte R.V., Géraldine F., Anaïs G., Ariane M.G., Céline M., Charlène C., Sandrine L., Benjamin M., Camille P., Dominique S., Emmelyne P., Estelle T., Guillemette H., Jessie C., Jy K., Johanna S., Marie G., Mathieu D., Mathilde G., Vanessa L. et Laure D.

PRÉFACE

Se libérer du sucre : voilà bien un challenge audacieux et provocateur par ces temps d'abondance, de faux besoins sucrés et de douceurs addictives ! C'est cet élan enthousiaste – et radicalement à contre-courant de la gastronomie facile et des habitudes occidentales – qui m'a fait accepter de préfacer cet ouvrage, chose que je sais bien souvent refuser. Mais si je reconnais bien ici la passion généreuse de Marion Thelliez, c'est que la belle énergie de son écriture a su décliner le message avec talent, pertinence, pédagogie et grand professionnalisme.

S'attaquer de front à l'industrie du sucre aurait été bien trop agressif, un coup d'épée dans l'eau. Quant à ne faire que le procès fracassant et polémique de cette saveur trompeuse en démultipliant les arguments scientifiques, cela n'aurait nourri qu'une grogne passagère ou un intellect en mal de conflit. D'autres belles plumes rebelles s'y sont déjà consacrées pourtant, dont celle de notre consœur québécoise Danièle Starenkyj qui publia son *Mal du sucre* dans les années 1980, suivi de *Sugar Blues*, du Nord-Américain William Dufty… Depuis, à ma connaissance, aucun ouvrage vraiment solide et complet sur la nutrition ou la diététique n'a été publié ou n'a eu de portée internationale.

Il faut dire que le sucre est un secteur réservé : proprement tabou, il renvoie silencieusement aux premières saveurs de l'enfance. Comme tel, il flirte avec le sacré et l'œdipien en notre inconscient collectif, expérience mystérieuse et fusionnelle avec le lait sucré de la mère, devenu clairement synonyme de « saveur consolatrice » après la grande épreuve de la naissance.

Si la médecine chinoise associe depuis des millénaires la saveur douce et sucrée au secteur rate-pancréas, c'est qu'elle assure la stabilité énergétique liée à l'élément Terre, secteur de la stabilité de l'être, propice à l'ancrage, à la concentration et à une mémorisation optimum. Qu'on soit en manque de carburant, et c'est l'hypoglycémie, la tête vide, la panne ; qu'on en prenne en excès, et c'est vite l'euphorie trompeuse d'une excitation passagère, propice à l'agitation du mental, à la perte du discernement et aux ruminations obsessionnelles si fréquentes dans nos sociétés sucrivores...

C'est dire si le sucre possède plus d'un tour dans son sac à malices, allant même jusqu'à déstabiliser profondément notre précieux microbiote intestinal (il est générateur de fermentations, de colopathies, d'acidose, de candidoses...), à se transformer en mucus encombrant les voies respiratoires ou vaginales, et à nourrir insidieusement les cellules cancéreuses qui naissent et meurent chaque jour en nous tous, ici ou là...

Au banc des accusés, le sucre ne trouve plus un avocat pour le défendre, tant s'allonge la liste de ses méfaits scientifiquement démontrables aujourd'hui. Dès les années 1960, le bon père de la macrobiotique, Georges Ohsawa, en faisait même l'un des acteurs les plus pernicieux des excès de yin, énergie s'opposant à la lumière, à la chaleur, à la verticalité spirituelle, et, hélas, partenaire séducteur impliqué dans la quasi-totalité des maladies modernes. Depuis, le sucre a reçu les coups de griffe des plus grands de la nutrition, depuis le docteur Catherine Kousmine jusqu'au professeur Henri Joyeux, en passant par les illustres docteur David Servan-Schreiber et professeur Jean Seignalet...

Qui sait que le sucre s'ingénie à leurrer les consommateurs jusque dans les boutiques d'alimentation saine ? Il se masque alors du nom de « fructose », un vocable bien sympathique qui évoque le fruit, donc qui met en confiance. Pas de chance, et des millions d'Américains en payent le prix fort depuis quarante ans, si le fructose est en effet souvent présent dans les fruits, il peut aussi sortir du malin génie de l'industrie : il est alors un puissant oxydant, générateur de diabète, de désordres des lipides sanguins, du syndrome métabolique, chélateur de minéraux (cuivre, zinc et chrome notamment) et même orexigène (!), c'est-à-dire qu'il augmente l'appétit... Sous ses différentes formes, cet escroc est partout présent dans la malbouffe, la junk-food salée ou sucrée qui envahit rapidement notre planète et s'avère l'un des acteurs les plus impliqués dans la progression exponentielle de l'obésité et des maladies cardiovasculaires.

Mais, heureusement pour la gastronomie (bio !) et pour l'inconsolable enfant intérieur qui sommeille en beaucoup d'entre nous, il y a sucre et sucre, et Marion ne s'y trompe pas. Elle sait parfaitement mettre à l'honneur les meilleurs édulcorants naturels tels que le sucre de coco, délice à l'indice glycémique particulièrement bas et que l'on peut donc cautionner.

Mieux, elle réussit à mettre en place un programme de 8 semaines pour se libérer du pervers séducteur, et son accompagnement bienveillant, pas à pas, prouve combien elle maîtrise les outils de la naturopathie dans la dimension holistique qui nous est chère : la biologie est prise en compte tout autant que la psychologie, la dimension conviviale des repas, et même celle, plus environnementale, qui fait de chacun de nous des écoresponsables.

Puisque « la nature a horreur du vide », comme l'enseignait Aristote, il était essentiel d'offrir de quoi remplacer les sucres délétères par d'autres sucres de santé… Et j'apprécie donc vivement qu'elle ait choisi de confier aux lecteurs un maximum de ses délicieuses recettes. Du savoir au savoir-faire…

Bravo et merci, Marion, et chapeau bas pour ce livre, petit par la taille mais immense par le message !

Daniel Kieffer

Directeur du Collège européen de naturopathie traditionnelle holistique (Cenatho), président de l'Union européenne de naturopathie et vice-président de la Fédération française des écoles de naturopathie (Fena)

SOMMAIRE

INTRODUCTION

Journal d'une addict… par intermittence

J'ai eu la chance de naître par voie basse et d'être allaitée : la meilleure manière pour un enfant de construire un microbiote fort et d'être en bonne santé.

Puis, j'ai été nourrie, comme la plupart des enfants, avec beaucoup, beaucoup de sucre. Mes parents n'en avaient pas conscience et pensaient bien faire. Il faut dire que j'avais de la chance par rapport à certains de mes camarades de classe : je mangeais chez moi tous les midis, et ma mère est une bonne cuisinière. Il y avait toujours de beaux plats de légumes sur la table.

Mais dans les années 1980-1990, sans nous en rendre compte, nous nous sommes éloignés des aliments naturels pour faire la place au pain de mie, aux céréales industrielles et au micro-ondes. Ni moi, ni aucun de mes amis de classe ne mangeaient de pain complet, de muesli naturel ou d'amandes au petit-déjeuner ou au goûter…

Lorsque j'étais au collège, je me souviens d'avoir redouté quotidiennement la fin de matinée. Je me pliais en deux de douleur, au point de ne plus pouvoir écouter ni comprendre le professeur. Je faisais de l'hypoglycémie. À cette époque, personne n'a fait le lien entre ce phénomène et les céréales (riz soufflé au chocolat) bourrées de sucre du matin…

Petit à petit, j'ai été atteinte d'infections ORL à répétition. À l'âge de 14 ans, j'ai fait une pansinusite : pendant six mois, la totalité de mes sinus étaient bouchés. J'ai été traitée pendant des mois avec des antibiotiques et de la cortisone. Ce n'est que bien plus tard, en découvrant la naturopathie, que j'ai compris la source de mes problèmes : une hypersensibilité aux produits laitiers et une consommation excessive de sucre (tous deux sources de mucus).

En attendant, mon microbiote en a pris un sacré coup du fait des antibiotiques. Et une candidose s'est installée, avec toute sa panoplie de réjouissances (dont je parle un peu plus loin).

En 2009, en commençant mon école de naturopathie, j'ai considérablement diminué ma consommation de sucre au quotidien. J'ai aussi compris l'importance d'entretenir un microbiote sain pour contrer les envies de sucre.

J'ai fait ma première détox du sucre en 2011, lors d'un jeûne. C'était facile, je n'ai rien mangé pendant une semaine ! Pendant le jeûne, je me souviens d'avoir beaucoup rêvé de mets sucrés, et notamment d'un bon bol de riz gluant avec de la sauce soja sucrée. Nous avons cassé le jeûne avec un pruneau trempé dans l'eau... Ce qui, je l'apprendrai plus tard, n'est pas idéal : les envies de sucre sont revenues de plus belle.

En 2012, j'ai pris conscience qu'il ne suffisait pas de bien manger et d'éviter les produits industriels pour éviter l'addiction. Même si je mangeais principalement de « bons sucres », j'y étais quand même accro. J'ai fait une seconde détox, cette fois-ci de 21 jours sans sucre, accompagnée d'une cure anticandidose. Bien plus efficace : je trouvais tout trop sucré. J'étais dégoûtée du sucre.

Et puis, cette phase passant, un petit plaisir en entraînant un autre, l'appel du sucre est revenu. J'ai compris une chose : le sucre est une drogue puissante, et en tant qu'ancienne addict, je peux facilement « replonger ».

Je ne suis pas quelqu'un qui aime se restreindre. Si vous cherchez un gourou du « zéro sucre », vous avez frappé à la mauvaise porte. J'aime les plaisirs de la vie, et je suis une grande gourmande ! Mais j'aime aussi être en pleine santé. Je veux travailler dans la joie, ne pas lutter contre la fatigue après chaque déjeuner, et être pleinement présente pour mes proches et les personnes que je reçois au cabinet.

Alors j'ai mis en place certaines règles :

- je ne mange de desserts que lorsque « c'est la fête » ;
- je cuisine moi-même des douceurs moins sucrées ;
- un excès est toujours contrebalancé d'un moment sans sucre (sur une journée, trois jours, une semaine...) ;
- et dès que je sens que j'en ai besoin, je fais la cure de détox de 8 semaines que je vous propose ici.

Voici donc un programme complet, qui vous permettra d'aborder la question du sucre sous tous ses angles : digestif, émotionnel, hormonal... pour vous libérer vraiment du sucre !

Alors, prêt à partir à l'aventure ?

Partie 1

J'APPRENDS À RECONNAÎTRE LES SUCRES

Chapitre 1

LE SUCRE ET NOUS

Un point sur notre consommation actuelle

La France et le sucre, une histoire d'amour ancienne

La France est le 10e producteur mondial de sucre et le premier producteur européen. Elle cumule la production de canne à sucre, cultivée dès le XVIIe siècle dans les colonies, et celle de betterave sucrière, que l'on cultive et transforme dans le nord de la France depuis le début du XIXe siècle. La France est une grande productrice de sucre de betterave : en 2015-2016, 4,5 millions de tonnes ont été produites sur le territoire français.

En 1850, la consommation de sucre était de 1 kg par personne et par an. Aujourd'hui, nous en consommons en moyenne 35 kg. Cela correspond à trois sacs de 1 kg de sucre en poudre par mois et par personne ! Imaginez une famille de cinq personnes remplir son placard de 15 kg de sucre par mois... Ça nous paraîtrait totalement absurde. Et c'est pourtant ce que nous faisons. Bien sûr, pas sous la forme de sucre de bouche, qui ne représente que 10 % des 3 millions de tonnes de sucre utilisées en France par an, mais sous des formes moins visibles.

Alors, où se cachent les 90 % restants ? En fait, la majorité (59,5 %) du sucre que nous consommons vient des produits transformés par l'industrie alimentaire : gâteaux secs, glaces, desserts lactés, sodas, pâtisseries, céréales du petit-déjeuner, pain, viennoiseries..., mais aussi tous les produits salés qui cachent des sucres ajoutés. Le reste est utilisé pour l'alcool (20 %) et pour les industries chimique et pharmaceutique (10 %).

Répartition actuelle des glucides dans notre alimentation

Jusqu'à présent je n'ai parlé que du sucre ajouté. Or nous consommons aussi énormément de glucides sous forme de féculents. À l'heure actuelle, ces glucides sont au cœur de nos assiettes. Et pire, nous avons peur de nous en passer. Nous avons en tête que si nous n'en mangeons pas à chaque repas, nous allons avoir faim et manquer d'énergie.

Les recommandations officielles encouragent d'ailleurs cette croyance. À la base de la fameuse pyramide alimentaire, on trouve les féculents (pain, céréales, pommes de terre...). Il est recommandé d'en manger à chaque repas et selon l'appétit. Les légumes et les fruits n'arrivent qu'en deuxième position. Et les textes officiels en France en matière d'alimentation quotidienne en témoignent : 50 % de calories doivent provenir des glucides, 35 % des lipides et 15 % des protéines.

Ainsi, je reçois dans mon cabinet des personnes qui consomment jusqu'à 80 % de glucides par jour, avec du pain blanc au petit-déjeuner, un sandwich le midi, des biscuits dans l'après-midi et des pâtes ou du riz le soir...

Ce qu'il faut bien comprendre, c'est qu'une fois digérés, tous ces aliments – qu'ils soient complets ou raffinés, considérés comme bons ou mauvais – laissent dans notre organisme du glucose, et parfois du fructose.

Pourquoi consommons-nous tant de glucides ?

Nous sommes conditionnés

Dans nos esprits, le sucre est intimement lié à la notion de dynamisme. Combien de fois ai-je entendu en cabinet : « Mais on a besoin de sucre, non !? », comme un cri du cœur lorsque je propose un sevrage. On me pose souvent des questions comme : « Mais si j'arrête le sucre, où est-ce que je vais trouver de l'énergie ? »

Si nous assimilons sucre, performance et vitalité, ce n'est pas par hasard. Depuis des dizaines d'années, la publicité a fait son travail quotidien pour ancrer en nous que sans sucre, pas d'énergie. Personne n'a pu passer à côté de cette publicité, restée sept ans sur nos écrans, montrant une cascade de dominos de morceaux de sucre s'achevant dans une tasse de café. Les messages comme : « Quelle énergie dans le sucre ! », ou : « Chaque jour, le sucre vous éveille à la vie » se sont succédé depuis les années 1950. Pourtant, s'il avait fallu du sucre blanc industriel pour avoir de l'énergie, bien des travaux de force au cours des siècles passés n'auraient jamais vu le jour. Alors bye bye pyramides, châteaux forts et cathédrales !

Une fois sevrés du sucre, vous allez vous rendre compte que c'est tout l'inverse : le sucre est un voleur d'énergie !

La mode du « blanc »

La couleur blanche, symbole de pureté, a été à l'origine du raffinage des céréales et des sucres. On a commencé à manger le pain blanc et le sucre blanc par simple snobisme. Ce qu'on ne savait pas à l'époque, c'est qu'en retirant une partie de l'aliment pour le rendre blanc, on se prive de précieux nutriments et fibres, et l'on augmente l'index glycémique.

En tant qu'ancienne accro au pain blanc, j'ai remarqué que si je mange un morceau de baguette, j'ai rapidement envie d'en manger un autre ! En revanche, si je mange un bon pain complet bio au levain, de préférence à base d'une céréale moins transformée que le blé (type petit épeautre), la satiété arrive rapidement. Ça vous fait ça, vous aussi ?

Les aliments raffinés, privés de leurs fibres, ne nous procurent pas la même sensation de satiété que les aliments complets. De plus, ces fibres jouent un rôle primordial pour lutter contre les « colles » que sont les farineux, à commencer par ceux qui contiennent du gluten, encore plus collants (dans « gluten », il y a « glu »). Un farineux sans fibre sera beaucoup plus collant qu'un farineux complet. Les fibres aident mécaniquement à faire circuler les matières et évitent qu'elles ne se collent aux parois de l'intestin, ce qui participe à son bon fonctionnement.

Le « light » et les régimes lipophobes

Le sucre n'a pas toujours été l'ennemi numéro un. Rappelez-vous, il n'y a pas si longtemps, c'était le gras qui était chassé de nos assiettes comme le chat noir.

Si les matières grasses ont été exclues de nos régimes, c'est par pure logique : elles sont plus caloriques que le sucre :

- sucres : 4 calories par gramme ;
- protéines : 4 calories par gramme ;
- graisses : 9 calories par gramme.

0 % de gras ne veut pas dire 0 % de sucre. De cette peur des calories et du cholestérol sont nés tous les régimes pauvres en matières grasses, mais riches en glucides. Certes, le sucre est moins calorique que les graisses, mais du fait de son omniprésence, il est devenu plus dangereux. Il y a aujourd'hui plus de problématiques de santé liées à la surconsommation de sucre qu'à celle de graisses.

Et nous avons cruellement besoin de ce bon gras ! 80 % de la population française est en déficit chronique d'oméga-3. Les femmes (surtout après une grossesse) et les personnes âgées sont particulièrement carencées. Nous en avons besoin pour être en bonne santé, mais aussi pour perdre du poids. Ça paraît paradoxal, mais c'est pourtant vrai : pour mincir, mieux vaut ne pas être carencé en bons acides gras.

Le mythe des « bons » et des « mauvais » sucres

On entend souvent parler de « bons » et de « mauvais » sucres. Les bons seraient les légumes, les fruits, les fruits séchés, les oléagineux, les céréales complètes... Ils permettraient un passage progressif du sucre dans le sang, et seraient donc meilleurs pour la santé. Les mauvais seraient les sucreries et pâtisseries faites à base de sucre blanc, le chocolat, le pain blanc, le riz blanc, qui entraînent des élévations de la glycémie rapidement après leur ingestion.

Or, ce qu'il faut retenir, c'est que, quels qu'ils soient, il ne faut pas abuser des glucides.

Tous accros !

Nous sommes nombreux à être accros au sucre. Et pour cause ! Une étude datant de 2007 prouve que le sucre est plus addictif que la cocaïne. C'est donc normal d'avoir du mal à s'en priver.

Certaines personnes ont bien identifié leur addiction, mais ne savent pas comment s'en défaire, et d'autres n'en ont pas conscience. C'est le cas d'Élise A., 37 ans, qui a dû complètement arrêter le sucre pour des raisons de santé :

« Pendant longtemps, je ne comprenais pas que mes hypoglycémies, baisses d'énergie, tremblements, etc., étaient liées, entre autres, à ma consommation de sucre. Je pensais, il y a deux ans environ, avoir suffisamment réduit ma consommation en sucres ajoutés pour que ce ne soit plus un problème. J'avais réussi à devenir, du moins c'est ce que je croyais, amie avec le sucre. Mais régulièrement, je faisais des orgies de pancakes au miel, et je pensais que tout allait bien ! Je croyais ne plus être en manque. Mais depuis que j'ai commencé à supprimer totalement le sucre (y compris fruits et farineux), je comprends à quel point j'étais accro. »

Le témoignage d'Élise permet de se rendre compte que, même en ayant diminué sa consommation de sucre et en choisissant de « bons sucres », il est possible d'être encore accro. On peut être accro avec des pâtisseries comme avec des fruits...

Chapitre 2

LES DIFFÉRENTS TYPES DE SUCRES

Au fil des années, nous avons vu de nombreux produits qualifiés de « nouveau-sucre-parfait-qui-n'est-pas-néfaste-et-ne-fait-pas-grossir » arriver sur le marché... pour, la plupart du temps, être remis en question quelques années plus tard. Eh non, le sucre parfait n'existe pas !

Cependant, il y a de grosses nuances entre les différents édulcorants. Certains sont vraiment néfastes et d'autres sont presque convenables. Alors, prêts à démêler le vrai du faux ?

Le saccharose

Extrait principalement de la canne à sucre et de la betterave sucrière, le saccharose est le sucre le plus utilisé dans l'alimentation humaine. On pense généralement que plus le sucre est foncé, meilleur il est pour la santé. Comme pour le riz ou les pâtes, il semble aller de soi que plus l'aliment est blanc, plus il est raffiné. Dans les grandes lignes, c'est vrai. Mais, prudence, la couleur peut être trompeuse !

Le sucre blanc

Lorsque l'on parle de sucre blanc, on dit souvent qu'il est raffiné. Or, en France, 96 % du sucre blanc provient de la betterave. Et le sucre de betterave n'est jamais raffiné, car naturellement blanc. Cela dit, ça n'en fait pas pour autant un sucre sain. C'est même un des sucres les plus néfastes, des « calories vides » dont la métabolisation puise dans notre corps de précieux nutriments, nous acidifiant par la même occasion.

Dans 4 % des cas seulement, le sucre blanc est issu de la canne à sucre : il est alors raffiné et a perdu tous ses minéraux et oligoéléments, ce qui le met à égalité avec le sucre de betterave. Fuyons le sucre blanc, voleur d'énergie !

Le sucre roux

Le sucre roux/blond peut provenir de la betterave, et c'est alors du sucre blanc coloré avec du caramel. Ce sucre cumule les effets négatifs du sucre blanc et ceux du caramel, qui, du fait de la réaction de Maillard[1] opérée durant sa coloration, est cancérigène. Soyons vigilants et ne nous fions pas à sa douce couleur...

Le sucre roux peut aussi provenir du raffinage partiel du sucre de canne. Si le sucre roux de betterave est à éviter absolument, je ne conseille pas non plus la consommation de sucre de canne roux, encore trop raffiné.

Le sucre de canne complet

Ce sucre de couleur brune est connu sous de nombreuses appellations différentes en fonction de son lieu de production. En France, on le trouve principalement sous le nom de Rapadura® ou Muscovado.

Son unique ingrédient est le jus obtenu lorsqu'on presse la canne à sucre. Ce jus est ensuite concentré par déshydratation, puis broyé pour obtenir un sucre cristallisé. Il faut environ 10 litres de jus pour obtenir 1 kg de sucre.

1. La réaction de Maillard est observée lors de la cuisson des aliments ; c'est une réaction chimique qui consiste en une recombinaison entre protéines et glucides sous l'effet de la chaleur (au-delà de 110 °C). Elle permet d'obtenir un effet de caramélisation particulièrement recherché par les chefs pour son goût (par exemple : la viande grillée, les légumes rôtis au four ou le fromage gratiné), mais elle est connue pour être cancérigène.

Traditionnellement, ce sucre est obtenu par évaporation du jus de canne à sucre au soleil. De nos jours, la plupart des sucs de canne sont chauffés à haute température, si bien qu'on obtient un sucre moins riche en minéraux. Ce sucre conserve néanmoins de nombreux nutriments comme le potassium, le calcium, le magnésium, le phosphore, le fer et de nombreuses vitamines du groupe B intéressantes pour le système nerveux.

Ses défauts ? Il est presque aussi calorique que le sucre blanc et son index glycémique est haut. Il est donc moins néfaste que le sucre blanc, mais loin d'être parfait.

Les autres sucres

Il existe de nombreux « sucrants » sur le marché, et beaucoup d'entre eux sont vendus comme étant sains, peu caloriques, à index glycémique bas... Ce n'est pas toujours évident de démêler le vrai du faux et de savoir ce qu'on peut garder ou non dans son placard.

Les sucres les plus naturels

Le miel

Issu de la transformation du nectar des fleurs par les abeilles, le miel est le sucre le plus naturel. Il est si bienfaisant qu'il est considéré depuis des millénaires comme un véritable « alicament » (un aliment-médicament). Antioxydant, anti-inflammatoire, antibactérien, c'est un très bon antibiotique naturel. Il favorise aussi le bon fonctionnement de notre système immunitaire, notamment par son effet prébiotique, protecteur de notre microbiote intestinal. Appliqué en externe, sur une brûlure par exemple, il accélère la cicatrisation des tissus. Pour ça, il faut bien sûr le choisir bio et non chauffé.

Mais attention, le miel a aussi quelques inconvénients. Son index glycémique[1] est proche de celui du sucre blanc (entre 50 et 70 pour le miel, et 70 pour

1. Les index glycémiques indiqués dans cet ouvrage sont une moyenne réalisée par l'auteur à partir de plusieurs sources.

le sucre blanc). Il est aussi plus cariogène que le sucre blanc : il sensibilise et érode l'émail dès qu'il est à son contact. Et surtout, on ne peut pas le manger n'importe quand : dès qu'on le mélange avec d'autres aliments (comme dans la pâtisserie), il les fait fermenter, entraînant gaz et ballonnements. Pour bien le digérer, il faut le consommer seul, à distance des repas, ce qui aura d'autant plus tendance à faire grimper la glycémie.

Pour résumer, je conseille d'éviter le miel au quotidien, et de ne le réserver qu'à la prévention ou au traitement des maladies hivernales.

Le sucre de coco

Le sucre de coco provient de la sève des fleurs de cocotier. Pour récolter la sève, on attache un récipient sous la fleur pendant quelques heures. Ce processus non invasif permet à la plante de continuer à prospérer : pas besoin de couper la fleur ni le cocotier. Une fois la sève récoltée, elle est chauffée pour faire évaporer l'eau et obtenir un liquide concentré (le sirop ou nectar de coco). Le sirop de coco ainsi obtenu, on peut soit l'embouteiller tel quel, soit continuer le processus de transformation pour obtenir un sucre cristallisé par frottement (le sucre de coco).

La production du sucre de coco ne détruit ni l'arbre ni l'environnement. L'Organisation des Nations unies pour l'alimentation et l'agriculture (FAO) considère le sucre de coco comme le plus durable. Le cocotier nécessite peu de ressources et produit beaucoup : 50 à 75 % plus de sucre par hectare que la canne à sucre.

L'index glycémique du sucre de coco est très bas : 24,5. Comparé au sirop d'agave (55 à 90), au sucre blanc (70), au miel (50 à 70), ou même à certains féculents (pain blanc, riz blanc…) situés autour de 70, le sucre de coco est sans comparaison le plus intéressant en termes d'index glycémique. Il contient aussi de nombreux nutriments (vitamines B, C, potassium…) et très peu de fructose.

Le sucre de coco est un sucrant intéressant. Mais comme tous les sucres concentrés, il reste à utiliser avec parcimonie.

À RETENIR

Ces sucres, même naturels, restent concentrés et ne contiennent pas de fibres, ni d'eau, au contraire des fruits. En ajouter au quotidien dans tous types de préparations encourage l'addiction au même titre que n'importe quel autre sucre. Ce sont les sucres à privilégier lorsqu'on a envie de se faire un petit plaisir, pour un dessert occasionnel, en quantité raisonnable, en respectant les associations alimentaires, et seulement lorsqu'ils ne peuvent pas être remplacés par des fruits entiers.

Les sucres industriels

Sucre blanc de betterave ou de canne, sucre roux, mélasse, sirop de fructose, sirop de céréales et sirop d'agave... Tous ces sucres sont obtenus par un processus industriel qui nécessite des cuissons hautes températures ou des processus industriels.

Le sirop d'agave

L'arrivée du sirop d'agave dans la planète « healthy » dans les années 1990 a fait l'effet d'une petite révolution. On a prôné son index glycémique bas, son côté naturel, sain... C'était l'alternative idéale au sucre blanc pour les régimes sans sucre et les diabétiques. Mais, depuis quelques années, on s'est rendu compte que le sirop d'agave n'était finalement pas si parfait.

Contrairement à ce que l'on croit, le sirop d'agave n'est pas issu des feuilles, mais de la racine et du cœur de la plante, qui contiennent beaucoup d'amidon. La transformation de la racine d'agave en sirop nécessite un processus hautement industriel, assez similaire à celui nécessaire à la production du sirop de glucose issu du maïs.

Ses points positifs :

- Son pouvoir sucrant est plus important que celui du sucre blanc, on en met donc moins (50 g de sirop d'agave = 150 g de sucre).
- Il est facile à utiliser en cuisine grâce à son goût neutre.

Ses points négatifs :

- Son index glycémique n'est pas si bas que ça, et diffère beaucoup en fonction de la façon dont il est fabriqué. On sait maintenant qu'en fonction des modes de fabrication, l'IG du sirop d'agave peut varier entre 55 et 90. En général, cette information n'est pas disponible pour le consommateur...
- Le sirop d'agave contient beaucoup de fructose. Il peut engendrer des problèmes de digestion chez les personnes intolérantes au fructose (voir chapitre 3 « Fructose et Fodmap » p. 36), mais aussi toutes les problématiques de santé liées au fructose. De plus, le fructose est mal digéré lorsqu'il est mélangé à certains autres aliments, comme les céréales ou les protéines. En résumé, si l'on utilise du sirop d'agave pour faire un gâteau, on aura des chances d'être ballonnés.

Le sirop d'érable

Le sirop d'érable provient de la sève de l'érable, récoltée au début du printemps, puis concentrée par ébullition. Il faut près de 40 litres de sève pour faire 1 litre de sirop. Lorsqu'elle est réalisée de manière traditionnelle, la fabrication du sirop d'érable nécessite simplement une longue cuisson au feu de bois. Le sirop d'érable naturel est donc rare et coûteux, si bien qu'il est devenu presque introuvable. Ainsi cette pratique a été quasi abandonnée au profit d'un procédé industriel, dans lequel on utilise l'osmose inverse pour obtenir une concentration plus rapide avec une dépense énergétique moindre. Mais comme ce procédé ne permet pas d'obtenir le goût inimitable du sirop d'érable traditionnel, on ajoute souvent des adjuvants au sirop pour en modifier la saveur.

Son index glycémique est légèrement plus faible (65) que celui du sucre, et son pouvoir sucrant est 1,4 fois plus élevé (donc on en met moins). Malgré la cuisson, il conserve des vitamines B, du zinc, du calcium et du potassium.

En résumé : le sirop d'érable est un sucrant qui a l'avantage de contenir peu de fructose et d'avoir conservé certains nutriments. Il reste néanmoins un sucre à n'utiliser qu'occasionnellement.

Le sirop de riz

Le sirop de riz est obtenu par fermentation enzymatique de grains de riz. Le mélange est ensuite filtré et mis à cuire pour faire évaporer l'excédent d'eau. Le sirop de riz contient du maltose (sucre issu de l'amidon des céréales), du glucose, mais peu ou pas de fructose, ce qui le rend intéressant pour les personnes intolérantes aux Fodmap. Comme nous le verrons par la suite, les Fodmap sont des sucres spécifiques (parmi lesquels le fructose, le lactose...) que notre intestin n'est capable de digérer que très partiellement, et qui peuvent engendrer fermentation et douleurs abdominales.

Son énorme défaut est son index glycémique de 98, qui en fait un des sucrants à l'index glycémique le plus élevé du marché.

Le sirop de glucose-fructose

C'est un des plus grands fléaux de notre temps, surtout pour les ados qui en consomment beaucoup dans les sodas.

Isoglucose, sirop de glucose-fructose, sirop de fructose-glucose, sirop de maïs à haute teneur en fructose ou *high fructose corn syrup* (HFCS)... Tout ça, c'est la même chose ! L'isoglucose est un sirop de glucose à haute teneur en fructose. Il est utilisé dans l'industrie agroalimentaire pour remplacer le saccharose, car il coûte moins cher. On le trouve dans les sodas, mais aussi les glaces, bonbons, biscuits, gâteaux, viennoiseries, ketchup, soupes, sauces pour les pâtes, céréales... Il est aussi utilisé dans les produits congelés, car il permet d'éviter les brûlures de congélation.

Le gros problème avec l'isoglucose, c'est qu'il a un index glycémique très élevé (87) et qu'il contient du fructose concentré, dont de nombreuses études ont prouvé les effets délétères sur la santé. L'isoglucose est une des raisons principales de l'épidémie d'obésité qui sévit aux États-Unis, et maintenant en Europe. À éviter absolument, en fuyant les boissons sucrées et produits industriels en contenant.

À RETENIR

> *Ces sucres sont à éviter. Sirop d'agave, d'érable et mélasse seront facilement remplacés par le sirop de coco. En mode «* slow sugar *», on peut se permettre un trait de sirop d'érable de temps en temps, pour son goût irremplaçable. Mais pendant la cure de 8 semaines, on les évite totalement !*

Les édulcorants chimiques

Les édulcorants de synthèse

Ils portent des petits noms charmants comme : aspartame, saccharine, cyclamate, sucralose, acésulfame-K, néotame, alitame... Ce sont les édulcorants de synthèse. Ils sont issus de processus chimiques qui permettent de créer un goût sucré, sans les calories qui vont avec. Ces produits sont recommandés dans la plupart des régimes amincissants, ce qui selon moi est une grave erreur.

Une étude[1] publiée dans l'*European Journal of Clinical Nutrition* a confirmé ce que de nombreuses études scientifiques indépendantes avaient démontré jusqu'alors : l'aspartame est neurotoxique. C'est un poison pour nos nerfs et notre cerveau. D'autres études ont aussi prouvé qu'il était cancérigène, et qu'il pouvait engendrer des maladies comme Parkinson, Alzheimer, la sclérose en plaques, des ruptures d'anévrismes..., et moins grave mais gênant : maux de tête, troubles digestifs, diarrhées, ballonnements, insomnies, hyperactivité, manque de concentration, douleurs articulaires, crampes, fatigue chronique, perte de cheveux, sinusites, crises de panique, agressivité, sensation d'avoir froid en toute saison, etc.

Le problème avec les édulcorants de synthèse :

- Ce sont des « non-aliments », dans le sens où le corps ne les reconnaît pas et n'en tire aucun apport énergétique.

1. Étude réalisée en 2006 par le Pr Pretorius du Department of Anatomy de l'université de Pretoria.

- La consommation de produits light à base d'édulcorants de synthèse favorise l'obésité ainsi que les problématiques de diabète. Pourquoi ? Lorsque l'aliment contenant des faux sucres est ingéré, le corps s'attend à recevoir du glucose et les calories associées. Il met en marche tout le processus physiologique pour digérer et assimiler ces sucres... Mais ces derniers n'arrivent jamais. Le cerveau est leurré, et le corps réclame ce sucre, engendrant une sensation de faim permanente, l'addiction aux glucides, le grignotage et, finalement, la prise de poids et l'épuisement de la machine pancréatique.

Consommer des produits allégés riches en faux sucres pour mincir ou se prémunir du diabète est selon moi totalement contre-productif. Une personne qui boit un soda light au quotidien va plus encourager ses envies de sucre, et facilement craquer pour une douceur à un autre moment, ou avoir des fringales de pain blanc, de pâtes blanches...

Si les études ont été faites principalement sur l'aspartame, ma conviction est qu'il est indispensable d'éviter (comme la peste !) toutes les sortes d'édulcorants de synthèse au quotidien.

Les polyols (sucres-alcools)

L'épidémie de diabète a engendré la création de nouveaux sucrants aux noms peu engageants comme érythritol, sorbitol, mannitol ou xylitol (ce dernier, le plus connu, est aussi appelé « sucre de bouleau »). On les vend (même en boutique bio) comme des alternatives plus saines et naturelles à l'aspartame, car issues de plantes. Ils ont un index glycémique bas, contiennent peu de calories et ont un fort pouvoir sucrant.

Comment ces sucrants sont-ils fabriqués ?

- L'érythritol est un dérivé du glucose, généralement de maïs, la plupart du temps génétiquement modifié.
- Le sorbitol est fait à partir de fruits ou de maïs (souvent OGM).
- Le mannitol est un sucre hydrogéné, qui provient initialement de maïs (souvent OGM).

- Le xylitol provient originellement de l'écorce du bouleau, mais est maintenant fabriqué à partir de déchets de bois ou de fibres d'autres végétaux comme le maïs (souvent OGM). Ces fibres subissent de nombreuses transformations, dont l'hydrogénation et la catalyse avec un alliage de nickel et d'aluminium.

Ce sont des sucres très transformés, très raffinés, et ce même si la source initiale est naturelle.

Ces faux sucres engendrent les mêmes problèmes de leurre de notre cerveau, d'épuisement du pancréas et d'envies de sucre que les édulcorants chimiques évoqués précédemment. Et en plus, ils sont particulièrement difficiles à digérer : c'est comme si l'on prenait la partie indigeste des aliments pour la concentrer afin d'en faire un sucrant. Les polyols sont une source d'inflammation de notre muqueuse intestinale et de déséquilibre de notre microbiote.

Quand on sait à quel point la santé intestinale est primordiale au bon fonctionnement de notre organisme, il me semble important d'éviter ces sucres, même lorsqu'on n'est pas malade, et tout particulièrement lorsqu'on a des problèmes digestifs, des intolérances, des maladies auto-immunes. Dans certains ouvrages, le xylitol est recommandé en cas de candidose. Je ne le conseille pas, car pour combattre le *candida albicans* (cette levure qui colonise l'intestin), il faut un microbiote et une muqueuse en bon état de fonctionnement !

À RETENIR

> *Les édulcorants de synthèse sont à éviter absolument, et ce même s'ils proviennent originellement de produits naturels.*

Les édulcorants naturels

Si ces sucres sont naturels et bien plus sains, on retrouve encore et toujours le problème lié aux sucrants-sans-sucre : ils leurrent notre cerveau et entretiennent les envies de sucre ! Dommage…

La stévia

La stévia est une plante originaire d'Amérique du Sud qui contient des édulcorants naturels intenses : les glycosides de stéviols.

Ce qui la caractérise :
- Son pouvoir sucrant est 100 à 300 fois supérieur à celui du sucre, sans aucune calorie (2 g de stévia = 100 g de sucre).
- Selon l'OMS, il n'y a pas de risque de cancer ou de neurotoxicité avec la stévia.

Le sirop de yacon

Le yacon, aussi appelé « poire de terre », est un tubercule péruvien dont on peut extraire un sirop foncé qui ressemble à du caramel. Le processus de fabrication du sirop de yacon est assez simple et naturel. Les racines sont lavées, puis pressées pour séparer le jus des fibres, ensuite le jus est concentré par évaporation et cuisson.

Ses points positifs :
- Le yacon a un IG particulièrement bas (autour de 1) et un pouvoir calorique très faible.
- Il a un pouvoir sucrant fort : 25 g de sirop de yacon = 150 g de sucre.
- Il est composé de fructo-oligosaccharides (FOS), de longues chaînes de sucres, qui ne sont pas assimilées par l'organisme, et, de ce fait, ne provoquent pas de pic d'insuline.

Ses points négatifs :
- Le yacon est bien plus intéressant pour la santé que les sucres-alcools vus précédemment. Mais attention, comme toutes les sources de fibres non assimilables, le yacon est à consommer avec modération, car une grande quantité de FOS peut engendrer ballonnement, gaz et diarrhée.
- De plus, le sirop de yacon contient beaucoup de fructose concentré, si bien qu'il entraîne des troubles digestifs chez les personnes intolérantes au fructose (voir chapitre 3 « Fructose et Fodmap »).

À RETENIR

Encore une fois, et même s'ils sont naturels, ces édulcorants ne sont pas parfaits. Le goût sucré donne l'information : « le glucose arrive ». Comme il n'arrive jamais, car la plante n'en contient pas, l'organisme continue à appeler le sucre, entraînant des problématiques de grignotage et d'addiction au sucre. Continuer à consommer des aliments au goût sucré ne permet pas d'enrayer complètement une addiction. Aussi naturels qu'ils soient, je ne les recommande pas.

Lorsqu'il s'agit de choisir un sucre, je recommande de s'orienter vers un vrai sucre, aussi naturel que possible, et à l'index glycémique le plus bas. Vous l'aurez compris, le sucre de coco va devenir votre ami des moments douceur, toujours à petites doses cependant !

Chapitre 3

FRUCTOSE ET FODMAP

Fructose et Fodmap font beaucoup parler d'eux ces temps-ci. Voici de quoi vous permettre de faire le tri parmi toutes les informations.

Ce chapitre vous concerne surtout si vous ressentez souvent des douleurs et des gênes digestives, et qu'on a déjà qualifié votre intestin d'« irritable ». Vous trouverez ici une piste supplémentaire de compréhension de vos problématiques digestives.

Cependant, je n'ai pas souhaité intégrer l'éviction totale du fructose et des Fodmap dans le programme de 8 semaines, car c'est une problématique à part entière. Essayez déjà la cure de 8 semaines, et observez les résultats. Si votre intestin reste anormalement sensible, c'est qu'il faudrait peut-être s'intéresser aux Fodmap.

Le fructose : ami ou ennemi ?

Le fructose est l'objet de nombreuses controverses. Encensé par certains et décrié par d'autres... Faisons le point sur la situation actuelle.

Le fructose en poudre est recommandé par certains diététiciens et nutritionnistes comme une bonne alternative au sucre blanc. Il est depuis longtemps conseillé aux diabétiques, car il ne nécessite pas de sécrétion d'insuline pour être assimilé. Jusqu'au milieu des années 1980, on ne le trouvait d'ailleurs qu'en pharmacie.

C'est vrai que sur le papier, il a tout pour plaire. Son index glycémique est bas (20) et son pouvoir sucrant élevé. Il a la même valeur calorique que le sucre blanc (4 kcal par gramme), mais comme il est 20 à 40 % plus sucré que ce dernier, on en utilise moins.

Peu coûteux, il est souvent utilisé par l'industrie agroalimentaire, notamment dans la pâtisserie industrielle ou les sodas. En France, on le connaît sous le nom de sirop de maïs ou sirop de glucose-fructose, et aux États-Unis, son petit nom est *high fructose corn syrup*. Ces préparations contiennent 42 à 90 % de fructose.

Mais en 2009, est diffusée sur YouTube la vidéo d'une conférence de Robert H. Lustig intitulée « Sucre : l'amère vérité » ("*Sugar: The Bitter Truth*"). Cette vidéo, devenue virale, a recueilli depuis plus de sept millions de vues. Lors de sa conférence, l'endocrinologue pédiatrique de l'université de Californie à San Francisco explique à quel point le fructose concentré est néfaste à notre santé.

Dans la nature, on ne trouve jamais le fructose seul, il est toujours associé à un autre sucre, et en particulier au glucose. Par exemple, le saccharose (le sucre de la betterave ou de canne) est composé d'une petite molécule de fructose et d'une grosse molécule de glucose dans la proportion 40/60. Dans les fruits, c'est le contraire, il y a beaucoup de fructose pour une faible quantité de glucose. Par conséquent, les fruits consommés entiers ne posent pas ce problème. Il faudra simplement veiller à ne pas surconsommer les fruits sous forme de jus, car ce procédé concentre les sucres.

LES JUS DE FRUITS ET DE LÉGUMES

Les jus frais, surtout lorsqu'ils sont pressés à froid à l'extracteur de jus, sont très intéressants pour la santé. Ils sont une source concentrée de nutriments qui permet à notre corps de se revitaliser.

Seulement, lorsqu'on enlève les fibres des fruits pour en faire du jus, le taux de sucre augmente sensiblement, et ce quel que soit le mode de fabrication du jus.

Un verre de jus de pomme représente 10 à 12 cuillères à café de sucre. C'est la même quantité que dans un verre de coca !

Je conseille d'éviter les jus de fruits industriels, même 100 % pur jus, même biologiques, car leur apport en sucre est très élevé et la pasteurisation en fait des aliments pauvres en nutriments.

Pour pouvoir profiter des bienfaits des jus sans faire monter votre glycémie, faites vos jus vous-même, et associez les fruits avec des légumes. Le taux idéal est de 25 % de fruits maximum pour 75 % de légumes. Vous pouvez même, en cas de sevrage du sucre, consommer des jus sans sucres : un jus concombre, menthe et citron, c'est délicieux !

Consommer le fructose seul n'est pas sans conséquence sur notre santé :

- Le fructose est dangereux pour le foie. En effet, ce n'est pas une source d'énergie directement utilisable par l'organisme. Il nécessite une transformation. Cette métabolisation passe par le foie, qui est très sollicité. Robert H. Lustig parle du fructose comme d'un « alcool qui ne rendrait pas pompette ». Le travail du foie est le même pour métaboliser une canette de soda (qui contient du fructose mais pas d'alcool) et une canette de bière (qui contient de l'alcool mais pas de fructose) !

  Trop de fructose concentré entraîne des problématiques de triglycérides et de stéatose hépatique : notre foie devient gras, comme celui d'un alcoolique ou d'une oie gavée.

- Consommé en excès, le fructose diminue la sensibilité à l'insuline, menant au diabète de type 2. Il peut engendrer syndrome métabolique, obésité, accident vasculaire cérébral et dégénérescence cellulaire.
  L'excès de fructose est très indigeste. Sa surconsommation entraîne une inflammation de l'intestin, allant jusqu'à rendre l'intestin poreux ou irritable.

À RETENIR

C'est la quantité qui fait le poison. La toxicité du fructose est due à sa surconsommation, et au fait de le consommer seul et non associé au glucose (comme c'est le cas dans la nature). Évitez donc absolument les produits industriels contenant du fructose concentré, mais surtout n'arrêtez pas de consommer des fruits sous prétexte qu'ils contiennent du fructose ! Les fruits ne posent problème que lorsqu'ils sont consommés en excès, ou sans leurs fibres (jus de fruits), ou lorsque l'on a une intolérance avérée au fructose. Il faudra alors choisir des fruits pauvres en fructose (voir Fodmap). Pensez aussi à bien mastiquer les fruits, et à les consommer plutôt entiers, car les fibres permettent d'éviter l'apport massif de fructose.

Les Fodmap

Fodmap est l'acronyme de *Fermentable, Oligo-, Di-, Mono-saccharides And Polyols*, que l'on peut traduire par « oligosaccharides, disaccharides, monosaccharides et polyols engendrant une fermentation intestinale par les bactéries du côlon ».

Les Fodmap sont des sucres spécifiques que notre intestin n'est capable de digérer que très partiellement. Ils entraînent de la fermentation chez nombre d'entre nous. Et chez les personnes sensibles, ils génèrent des douleurs, ballonnements, gaz importants. Ces affections sont connues sous le nom de syndrome du côlon irritable. Ces glucides, parmi lesquels on connaît bien le fructose et le lactose, sont majoritairement contenus dans certains fruits, légumes, légumineuses et produits laitiers (voir « Aliments riches en Fodmap » ci-après). L'intolérance aux Fodmap ne touche pas tout le monde. Je souhaitais cependant en dire un mot, car cela peut vous gâcher la vie et empêcher un bon sevrage du sucre du fait du dérèglement digestif qu'elle entraîne.

Mieux comprendre l'intolérance aux Fodmap

Comme leur nom l'indique, les Fodmap sont des grandes sources de fermentation, et donc d'inflammation de l'intestin. Or, la fermentation est un processus naturel de la digestion par les bactéries de notre microbiote. Les bactéries digèrent toujours en entraînant de la fermentation et de la putréfaction : c'est normal. Ce qui pose problème, c'est quand, chez certaines personnes plus sensibles, la fermentation engendre des ballonnements, des gaz en excès et des douleurs abdominales, pouvant aller jusqu'au syndrome de l'intestin irritable (SII), aussi connu sous le nom de côlon irritable ou de colopathie fonctionnelle.

Les Fodmap en excès déséquilibrent le microbiote au profit de bactéries et de levures pathogènes. Si bien que le SII s'accompagne souvent d'une perméabilité intestinale et du passage à travers la paroi de l'intestin de fragments de bactéries et de molécules n'ayant pas été suffisamment digérées, engendrant inflammation permanente, immunodépression et souvent un tableau d'intolérances alimentaires multiples. De nombreuses études ont prouvé l'efficacité de l'éviction des Fodmap pour soulager le SII, si bien que ce régime est désormais admis et recommandé auprès des colopathes. Il consiste à exclure ces aliments pendant une période donnée pour permettre à l'intestin de se réparer.

Comment savoir si les Fodmap me posent problème ?

Il y a deux techniques pour détecter une intolérance aux Fodmap.

La technique empirique consiste à retirer ces familles d'aliments de son alimentation pendant un certain temps (un mois environ), d'observer s'il y a amélioration ou non de l'état digestif durant l'éviction, puis de réintroduire les aliments petit à petit, famille par famille, afin de détecter quels types de Fodmap posent problème.

L'autre technique se base sur la détection de certains gaz expirés d'origine digestive. Selon le docteur Donatini, grand spécialiste de la dysbiose intestinale et créateur de cette technique de détection de l'intolérance aux Fodmap : « 30 à 54 % de la population générale présente un test positif, 74 à 84 % chez les patients souffrant du syndrome du côlon irritable ». Ce test, encore peu connu en France, est pratiqué par quelques médecins et naturopathes.

Aliments riches en Fodmap

Les Fodmap sont abondants dans l'alimentation occidentale moderne. Pour autant, ne vous affolez pas à la lecture de cette liste, la plupart du temps, nous ne sommes pas sensibles à toutes les familles de Fodmap. Éviter simplement une famille, ou certains aliments d'une famille, peut déjà soulager.

- Fructose en excès : cerise, coing, figue fraîche ou séchée, goyave, mangue, melon, pomme, poire, litchi, tomate séchée, purée de tomates, asperge, artichaut, topinambour, miel, mélasse, fructose, sirop de maïs à haute teneur en fructose, sirop d'agave, bonbons ou sodas faits à partir de sirop de maïs à haute teneur en fructose, vins liquoreux…
- Lactose : lait de vache, de chèvre et de brebis, crème, yaourt, poudre de lait, tous les fromages frais ou affinés moins de trois mois (fromage blanc, ricotta, faisselle, mascarpone, roquefort, fromage de chèvre frais…), crèmes glacées, crèmes desserts, flans… et tous les produits industriels contenant du lait.
- Galacto-oligosaccharides : toutes les légumineuses (lentilles, pois chiches…), maïs, asperge, betterave, choux de Bruxelles, café, chocolat…
- Fructanes : blé, seigle, orge, oignon, ail, échalote, poireau, aubergine, topinambour, artichaut, asperge, betterave, brocoli, choux, choux de Bruxelles[1], fenouil, manioc, melon, kaki, pêche blanche, abricot, figue, datte, prune noire, pruneau, pistache, noix de cajou…
- Polyols : chewing-gums, bonbons et chocolats sucrés avec sorbitol, mannitol, xylitol ou isomalt, lactilol, érythritol, polydextrose, abricot frais ou séché, avocat, cassis, cerise, melon d'eau, mûre, nectarine, pêche, poire, pomme, prune, pruneau, noix de coco, brocoli, champignons, chou-fleur, céleri…

1. Les choux de Bruxelles font partie à la fois des galacto-oligosaccharides et des fructanes.

Chapitre 4

L'INDEX GLYCÉMIQUE

La notion d'index glycémique

La notion d'index glycémique (IG), créée en 1981 par le professeur David Jenkins de l'université de Toronto, permet de classer des aliments en fonction de la réponse qu'ils induisent sur la glycémie sanguine durant les deux heures suivant leur ingestion. Plus l'index glycémique d'un aliment est élevé, plus le taux de glucose dans le sang augmente fortement après son ingestion et plus la sécrétion d'insuline (hormone hypoglycémiante) par le pancréas est importante.

Lorsqu'on ingère un aliment à index glycémique élevé, s'ensuit une hyperglycémie, engendrant la sécrétion d'insuline. Cette hormone permet à l'organisme de réduire le glucose sanguin circulant dans le sang en le stockant sous forme de glycogène. Lorsque le stock de glycogène est saturé, l'organisme va transformer l'excédent de glucose en triglycérides, et donc en graisses corporelles.

Donc plus on mange d'aliments à IG haut, plus on a de chances de les stocker sous forme de graisses et de prendre du poids.

Plus la montée de glycémie est importante, plus l'hypoglycémie réactionnelle sera forte. C'est à ce moment-là, environ trois heures après l'hyperglycémie, que fatigue, coups de barre et envies de sucre ou de café vont faire leur apparition. Pour se sentir plein de vitalité tout au long de la journée, il est primordial de vérifier l'index glycémique de ses repas.

Les facteurs de modification de l'index glycémique

La notion d'IG est utile, mais reste un indicateur à modérer (vous trouverez en annexe des tableaux répertoriant les aliments classés par index glycémique faible, moyen et élevé). D'autres facteurs influencent la valeur de l'index glycémique :

La présence de fibres

Les fibres « solubles » que l'on trouve dans les végétaux possèdent un important effet hypoglycémiant. C'est pour cette raison que le riz blanc a un IG bien plus haut que le riz complet. De même pour les fruits : le jus de pomme a un IG très élevé, tandis qu'une pomme entière a un IG modéré.

Astuces :

- Privilégiez les céréales complètes ou demi-complètes.
- Consommez des légumes à chaque repas.
- Préférez les fruits entiers ou en smoothie plutôt qu'en jus.

La présence d'autres aliments

Certains aliments qui ralentissent la digestion induisent par conséquent la réduction de l'IG du bol alimentaire : c'est le cas des protéines et des lipides. La cannelle est aussi connue pour réduire l'IG, car elle facilite le travail de l'insuline, cette hormone qui fait baisser le taux de sucre dans le sang.

Astuces :

- Rajoutez de bonnes huiles pressées à froid dans vos salades ou vos plats après la cuisson.
- Mettez de la cannelle dans vos préparations (sucrées et salées !).
- Lorsque vous mangez un aliment à IG élevé (comme une pomme de terre), consommez aussi un ou plusieurs aliments à IG bas au cours du même repas (comme des légumes verts). (Voir tableaux des index glycémiques faible, modéré, élevé en annexe p. 165.)

La quantité d'aliments ingérée ou « charge glycémique »

L'IG est toujours calculé en fonction d'une portion de 50 grammes de glucides présents dans l'aliment. Or une portion habituelle, en fonction du type d'aliment, se situe souvent au-dessus de 50 grammes, et parfois en dessous.

En clair, c'est la quantité qui compte. Si l'on consomme un aliment à IG élevé en petite quantité, la montée de glycémie sera raisonnable. Tandis que si l'on consomme un aliment à IG moyen en grande quantité, la glycémie peut monter fortement. C'est la notion de « charge glycémique ».

Astuce : lorsque les aliments ont un IG moyen, consommez des quantités raisonnables. Et lorsque les aliments ont un IG élevé, des petites quantités seulement ! Exemple : même si vous mangez deux avocats (IG bas), cela fera très peu monter la glycémie. Si vous mangez un peu de carottes cuites (IG moyen), cela ne sera pas un problème, mais une assiette entière peut faire grimper la glycémie ! Enfin, une seule datte (IG haut) peut engendrer une flambée de sucre dans le sang.

Le moment d'absorption des glucides

Consommés à jeun le matin, les glucides ont tendance à créer un pic de glycémie plus important que pendant le reste de la journée.

Astuce : évitez les petits-déjeuners trop sucrés (jus de fruits, pain blanc, pâte à tartiner, confiture...) et privilégiez les aliments à IG modéré et les protéines.

La cuisson et le soufflage

La cuisson a tendance à augmenter l'IG des aliments. C'est pourquoi la carotte a un IG de 16 quand elle est crue, et de 47 lorsqu'elle est cuite.

Les céréales, lorsqu'elles sont soufflées, voient leur IG fortement augmenter. Attention aux galettes de riz, maïs, épeautre et autres céréales soufflées : ce sont de faux amis. Les craquottes légères sans gluten subissent un procédé similaire. On trouve aussi souvent des céréales soufflées dans les mueslis sans gluten.

Astuces :

- Commencez tous vos repas par une part de crudités, qui vous apporteront des fibres et des légumes à IG bas ou modéré.
- Évitez toutes les céréales soufflées (vous pouvez les repérer à leur poids : c'est très léger !), et remplacez-les par des céréales complètes.

La nature des glucides

Certains amidons ont par nature des IG plus ou moins élevés du fait de leur variété glucidique. C'est pourquoi le riz basmati a un IG plus faible (50) que le riz classique (70).

À RETENIR

- *IG faible : certains fruits, les légumes verts, les légumineuses, le chocolat noir, les produits laitiers, les viandes, les œufs, les oléagineux.*
- *IG moyen : certaines céréales complètes, certains fruits secs, certains fruits (méditerranéens, exotiques...).*
- *IG élevé : le pain blanc, le riz blanc, les pommes de terre, les confiseries, dattes, pastèque, melon...*

J'espère que cette première partie vous aura permis de démêler le vrai du faux, et vous aura donné toutes les clés pour bien comprendre ce que vous avez dans vos assiettes !

Partie 2

POURQUOI SE LIBÉRER DE L'ADDICTION AU SUCRE ?

Chapitre 5

LE SUCRE ET NOTRE MÉTABOLISME

Les glucides : nécessaires à notre santé… mais sans excès

Oui, nous avons besoin de sucre ! Notre organisme a constamment besoin de glucides, à commencer par notre cerveau : le glucose et lui, c'est une vraie histoire d'amour. Notre cerveau carbure au sucre : il en consomme en moyenne 5 grammes à l'heure. Les réserves en glucose du cerveau ne dépassent pas dix minutes, si bien qu'il a constamment besoin d'être alimenté.

Les glucides sont essentiels au bon fonctionnement de notre métabolisme de base. Ils sont nécessaires à la respiration, aux battements du cœur, à la circulation du sang, à la digestion… Le glucose et le fructose sont des carburants importants pour nos cellules. Ils permettent d'apporter l'énergie nécessaire au bon fonctionnement de nos tissus, et de nos muscles en particulier, qui, sans glucose, ne peuvent pas se contracter.

Les glucides ne deviennent néfastes que lorsqu'ils ne sont pas utilisés par nos cellules, notre cerveau ou nos muscles. De manière générale, en Occident, nous en mangeons trop. Nous ingérons plus de calories que notre besoin énergétique, si bien que nous stockons les glucides sous forme de graisses. Nos modes de vie sédentaires et notre alimentation trop riche en sucres ont entraîné un véritable boom des maladies liées à la surconsommation de sucres.

C'EST QUOI « TROP DE SUCRE » ?

Depuis mars 2014, l'Organisation mondiale de la santé (OMS) a réduit le chiffre de la consommation idéale de sucres « libres » (c'est-à-dire les sucres concentrés/ajoutés) : de moins de 10 % de l'apport énergétique quotidien, nous sommes passés à moins de 5 %. Cela représente environ 25 grammes, ou 6 cuillères à café par jour, pour un adulte doté d'un indice de masse corporelle (IMC) normal.

Exemples :

- 1 cs de ketchup = 4 g ;
- 1 cannette de soda = 40 g = 10 cc.

Sommes-nous tous égaux face au sucre ?

Nous ne sommes pas tous égaux quant au métabolisme du sucre : certains d'entre nous ont des faiblesses constitutionnelles face au sucre, et seront plus sujets que d'autres à toutes les problématiques liées au sucre. Pour certaines personnes sensibles, tous les sucres se valent. Que ce soit du chocolat, des fruits ou du riz complet, tous les glucides deviennent des sources de déséquilibre de la glycémie.

Lors du premier rendez-vous chez le naturopathe, celui-ci fait un bilan de votre vitalité en prenant en compte votre constitution (ce avec quoi vous êtes né) et votre état actuel (ce que vous en avez fait).

Pour déceler si votre constitution fait de vous quelqu'un de particulièrement sensible au sucre, le naturopathe prend appui sur des éléments tels que la couleur de vos yeux, la forme de votre visage, de vos mains, et même votre groupe sanguin. Tous les éléments observés par le naturopathe lors du bilan de vitalité sont comme les différents éléments d'une grande boîte à outils. Observés seuls, ils donnent de simples indications, et c'est seulement lorsque plusieurs signes concordent que l'on peut tirer une conclusion.

Iridologie : notre œil en dit long sur nous

L'iridologie est une des méthodes du bilan de santé pratiqué par les naturopathes. Elle consiste en l'étude de l'iris, la partie colorée de l'œil. En observant la couleur, la texture, la pigmentation, les taches, les bosses, les creux, la tonicité des fibres de l'iris, on peut tirer un certain nombre de conclusions, parmi lesquelles celles qui suivent.

- Les personnes ayant les yeux verts sont les plus sensibles aux sucres. Elles auront plus tendance que les autres aux déséquilibres de glycémie et du microbiote intestinal. Elles sont aussi plus sujettes aux infections chroniques.
- Les personnes aux yeux bleus, quant à elles, auront plus tendance que les autres à l'acidose et à la déminéralisation. Comme la métabolisation du sucre accentue ces problématiques, il faudra qu'elles s'en méfient aussi, et qu'elles fassent particulièrement attention à consommer des aliments alcalinisants et riches en minéraux pour compenser.
- Enfin, les personnes ayant les yeux bruns sont sujettes à la surcharge métabolique circulatoire, digestive et hépatique, ce que le sucre n'arrange pas non plus. L'intestin et le foie ne sont pas connus pour être copains avec le sucre…

En bref, chacun pour des raisons qui nous sont propres, nous devons faire attention à ne pas surcharger nos organismes en sucre, avec une attention toute particulière pour les sujets aux yeux verts.

Attention : pour connaître la véritable couleur de vos yeux, mieux vaut regarder l'iris avec un iridoscope ou une loupe d'iridologie, car souvent la couleur originelle de vos yeux se cache derrière des taches jaunes, orange, brunes ou blanches. Par exemple, un iris bleu sur lequel il y aurait des taches de jaune ou de brun donne bien souvent l'impression d'être vert ou marron. Le mieux est bien sûr de vous faire observer par un naturopathe, qui, au-delà de la simple couleur, pourra déceler bien d'autres indications dans vos yeux.

Le régime selon les groupes sanguins

Le régime selon les quatre groupes sanguins a été créé par Peter J. D'Adamo. Il a souvent été critiqué pour son manque de fiabilité scientifique. Pour ma part, j'ai observé à de nombreuses reprises de belles améliorations de l'état de santé des personnes suivant ce régime. J'en ai donc fait un outil supplémentaire de ma « boîte à outils naturo », en le simplifiant pour n'en retenir que les grandes lignes.

Le groupe O

Le groupe sanguin le plus sensible au sucre est le groupe O, qu'on appelle aussi le « chasseur ». C'est le groupe sanguin originel, celui qui est apparu en premier dans l'histoire de l'être humain. Le groupe O est plus sensible aux problématiques liées à la consommation de glucides, et sera plus déséquilibré que les autres par l'excès de céréales, de farineux type pommes de terre et de sucres. Il tolère mal les produits laitiers. Il est amélioré par une alimentation basée principalement sur les légumes et les protéines animales.

Le régime D'Adamo propose au groupe O de consommer de grandes quantités de protéines animales. De mon point de vue naturo, je conseille plutôt la modération quant aux protéines animales, qui consommées en trop grande quantité s'avèrent acidifiantes et encrassantes. Ma philosophie : la voie du milieu !

- Consommez donc :
  - des légumes avant tout, en favorisant les légumes peu sucrés, et notamment les feuilles vertes crues de type salade verte, mâche, roquette, chou kale... (Si votre intestin le tolère bien, n'hésitez pas à consommer jusqu'à l'équivalent d'une salade verte entière par jour !) ;

- des portions raisonnables de protéines animales, en évitant de consommer trop de viande rouge, particulièrement acidifiante. Privilégiez les viandes blanches, les petits poissons des mers froides type sardine, maquereau, hareng (car ils sont moins pollués) et les œufs ;
  - des fruits ;
  - des oléagineux ;
  - peu de légumineuses et de céréales.
- Évitez autant que possible le gluten et les produits laitiers.

Le groupe A

Le groupe sanguin A, apparu avec la révolution agricole, est le groupe des végétariens. Si vous êtes un « agriculteur », vous pouvez vous permettre de consommer plus de céréales et de légumineuses, et moins de protéines animales. Néanmoins, n'oubliez pas que la majeure partie de votre assiette doit être composée de légumes ! Pour ne pas vous déséquilibrer en consommant trop de céréales (considérées comme des « colles » en naturopathie), mangez beaucoup de légumes peu sucrés, faites la part belle au cru, et consommez tous les jours une grosse poignée de graines germées, qui vous apporteront enzymes, vitamines, minéraux et protéines. Vous pouvez aussi faire germer ou prégermer vos céréales et légumineuses avant de les cuire, pour augmenter leur digestibilité.

Les groupes B et AB

Les hommes et femmes des groupes B et AB peuvent consommer une plus grande variété d'aliments : il est moins facile de la catégoriser. Il me semble que le régime selon les groupes sanguins est tout particulièrement intéressant à tester si vous êtes de groupe sanguin A ou O.

Encore une fois, ces grandes lignes directrices sont à individualiser : une personne appartenant au groupe sanguin A qui aurait l'intestin irritable serait forcément bien mal en point si elle se nourrissait quotidiennement de lentilles et de pois chiches…

Chapitre 6

QUE SE PASSE-T-IL EN MOI QUAND JE MANGE DU SUCRE ?

Sucre, microbiote et digestion

La digestion des sucres

Pour assimiler le sucre, il faut d'abord le digérer. Tout au long de la digestion, les sucres complexes (polyosides) sont transformés en molécules plus simples (oses), puis absorbés par l'intestin avant de rejoindre la circulation sanguine.

- Dans la bouche, les sucres complexes (féculents) sont digérés grâce à l'enzyme de la salive, l'amylase salivaire. Il est donc très important de bien mastiquer les féculents : pâtes, pain, pommes de terre...
- Dans l'estomac, les sucres jouent surtout un rôle de perturbateurs : en accélérant la digestion, ils peuvent entraîner le processus de fermentation ainsi qu'une sensation de faim plus rapide.
- L'intestin grêle joue un rôle primordial dans la déstructuration des aliments, notamment grâce à l'amylase pancréatique, une enzyme sécrétée par le pancréas qui se déverse dans l'intestin. C'est aussi ici que la majeure partie des sucres est absorbée et que le glucose rejoint le sang.

- La digestion se termine par le côlon. Sa muqueuse absorbe l'eau en excès. Ses mouvements permettent de donner leur forme aux selles, et de les évacuer. C'est dans le côlon que réside la majeure partie de notre fameux microbiote intestinal. Ces milliards de bactéries effectuent la dernière étape de la digestion *via* deux processus : la fermentation et la putréfaction.

Une histoire de gaz : fermentation et putréfaction

Fermentation et putréfaction sont deux processus normaux de la digestion. Ils ont pour but de transformer les derniers résidus de la digestion pour obtenir des nutriments utiles au corps. Donc, vous l'aurez compris, un peu de gaz, c'est normal ! C'est lorsqu'on commence à avoir beaucoup de gaz, des odeurs nauséabondes ou des douleurs qu'il faut se poser des questions. De toute évidence, quelque chose ne convient pas à votre intestin.

Comment distinguer fermentation et putréfaction ?

- La fermentation est principalement due aux sucres et à la cellulose (fibres des végétaux). Si la fermentation devient trop importante, le côlon génère beaucoup de gaz d'une odeur neutre à assez désagréable. La fermentation a lieu plutôt dans la partie droite du côlon, qui peut devenir douloureuse : c'est la colite inflammatoire.

  Si vous avez ce genre de symptôme, vous pouvez soupçonner une consommation trop importante de fibres végétales, d'hydrates de carbone (pain, pâtes, riz, pommes de terre...), ou de sucre (gâteau, bonbons, pâtisseries...).
- La putréfaction, quant à elle, est généralement due à l'excès de protéines dans l'alimentation, et engendre des gaz et des selles odorants, voire franchement nauséabonds. La putréfaction a lieu plutôt dans le côlon descendant (à gauche), et entraîne des douleurs à cet endroit.

Les déséquilibres du microbiote

Ils peuvent se manifester par les affections suivantes.

La dysbiose

Lorsque l'équilibre des différentes bactéries et levures habitant notre côlon est rompu, c'est la « dysbiose ».

Elle est avant tout liée à la consommation de sucres : les glucides en excès, qu'ils soient simples (comme les fruits) ou complexes (comme les céréales) nourrissent certaines bactéries qui en profitent pour se multiplier.

Il peut aussi y avoir d'autres causes, comme le stress, une immunité faible ou la prise de médicaments (à commencer par les antibiotiques).

Comment reconnaître une dysbiose ?

- Symptômes digestifs : diarrhée, constipation, alternance de diarrhée et de constipation, ballonnements, gaz et éructations, spasmes, crampes, douleurs, langue blanche, reflux gastro-œsophagiens, intestin irritable…
- Symptômes annexes : carences (par malabsorption intestinale), fatigue, humeur fluctuante, céphalées, pertes de mémoire, anxiété, dépression, fortes envies de dormir, insomnie, attirance pour les sucres, acné, eczéma, prurit, mycoses, troubles infectieux divers comme la cystite ou les maladies ORL, tendinites, syndrome prémenstruel, endométriose, perte de libido…

La candidose

Le *Candida albicans* est une levure qui vit dans notre système digestif. Ce champignon est naturellement présent dans l'intestin, où il trouve sa nourriture, les sucres. Sa mission : digérer les glucides restants.

Lorsqu'il vit en bonne harmonie avec le reste de notre microbiote, tout va bien. La bonne flore contrôle la prolifération du *Candida albicans*. En revanche, les problèmes arrivent dès qu'on lui donne les conditions de son développement excessif : une alimentation trop riche en glucides, le stress, une grossesse, la prise d'antibiotiques, de la pilule, les traitements contre l'acné, autant d'éléments qui peuvent faire flamber une candidose.

Le *Candida albicans*, alors surtout présent sous la forme de petites levures rondes, se multiplie *via* un système de filaments mycéliens, comme le font les champignons dans la forêt. Il peut alors se déployer tout au long du tube digestif, et entraîner des mycoses buccales (muguet) et anales (démangeaisons, rougeurs…). Il migre aussi facilement au niveau vaginal, provoquant mycoses et autres démangeaisons peu sympathiques. Plus il développe son réseau mycélien, plus il peut migrer loin de l'intestin et entraîner de multiples symptômes.

Lorsqu'on prend des antibiotiques, on détruit notre microbiote sans distinction, et si les mauvaises bactéries sont éliminées, les bonnes disparaissent aussi par la même occasion. Mais comme la nature a horreur du vide, une fois la prise d'antibiotiques terminée, l'intestin se repeuple immédiatement… au profit des bactéries pathogènes et des levures. C'est le bain de jouvence du *Candida albicans* !

Les prises d'antibiotiques sont donc à éviter autant que possible. La naturopathie peut vous y aider, grâce à ses techniques de prévention, afin de renforcer le terrain, l'immunité et les capacités d'autoguérison du corps. Et lorsqu'on sent qu'on tombe malade, de nombreuses plantes et compléments alimentaires jouent un rôle de défense très puissant, si tant est qu'on les utilise suffisamment tôt. D'où l'importance de bien se connaître et s'observer, et d'avoir à la maison une bonne pharmacie naturelle à base d'huiles essentielles de base (origan, ravintsara, niaouli, lavande…), d'oléocapsules d'huiles essentielles à prendre en interne, de charbon activé, de chlorophylle, d'argent colloïdal, d'extrait de pépin de pamplemousse…

Et si l'on doit malgré tout prendre des antibiotiques, il faudra ensuite donner au microbiote les conditions de sa reconstruction, en usant des « nettoyants » précédemment cités, et en stimulant la reconstruction d'un microbiote sain *via* prébiotiques et probiotiques. Il faut six mois à un an de travail sur l'intestin pour reconstruire un microbiote stable après la prise d'un antibiotique.

Comment savoir si j'ai une candidose ?

Vous pouvez tester la présence de *Candida albicans* dans votre corps *via* un test urinaire : les métabolites organiques urinaires. Ce test est réalisé par de rares laboratoires. Sont testées la présence du *Candida albicans*, mais aussi celle d'autres levures et de diverses bactéries pathogènes. Son point négatif : il est coûteux.

On peut déjà reconnaître la présence de *Candida albicans* en étudiant les signes du corps, les habitudes alimentaires, les antécédents de la personne. Le recours à l'analyse aura alors pour fonction de confirmer la présence de *Candida albicans*, et surtout sa quantité.

Voici quelques symptômes observables permettant de reconnaître la présence de *Candida albicans* :

- brûlures digestives ;
- ballonnements ;
- selles collantes ;
- alternance de constipation et de diarrhée ;
- envies de sucré ;
- nez souvent bouché ;
- démangeaisons, croûtes, épaississement de la muqueuse du nez ;
- écoulements dans l'arrière-gorge, besoin de se racler la gorge, d'expectorer ;
- arrière-gorge remplie de matières collantes difficiles à expectorer ;
- aphtes ;
- papilles qui ressortent sur la langue, parfois douloureuses ;
- fatigue ;
- maux de tête ;
- sphère du système nerveux : dépression, moral moins bon ;
- infections urinaires fréquentes ;
- mycose vaginale ;
- pertes blanches chroniques et pâteuses en dehors de l'ovulation ;
- démangeaison du cuir chevelu, même sur cheveux propres ;
- démangeaison des oreilles.

Pas très réjouissant, n'est-ce pas ?

Si vous pensez être concerné par la dysbiose et/ou la candidose, vous trouverez des solutions concrètes dans la dernière partie de cet ouvrage « C'est parti, j'arrête le sucre ! » : le profil qui vous correspond est le « profil digestif ».

Les montagnes russes de la glycémie

Le fonctionnement normal

Au cours de la digestion, le glucose passe dans le sang, entraînant une élévation plus ou moins importante de la glycémie sanguine. Puis l'insuline, hormone hypoglycémiante, est sécrétée pour faire baisser le taux de sucre dans le sang. Les valeurs normales de la glycémie à jeun sont comprises entre 0,6 g/L et 1 g/L.

Ce qui se passe au cours et après un repas :

- élévation de la glycémie pendant une à deux heures ;
- sécrétion d'insuline ;
- baisse de la glycémie vers des valeurs normales.

Le glucose peut soit être utilisé immédiatement comme un carburant pour l'organisme, soit être stocké dans le foie et les muscles sous forme de glycogène. Cette réserve a pour but de répondre aux besoins quotidiens de l'organisme : marcher, faire du sport, manger, maintenir la glycémie ou alimenter le cerveau en sucre. En cas de besoin, le glycogène est transformé à nouveau en glucose pour être utilisé.

Quand la glycémie devient instable

À force de sursolliciter nos glandes avec du sucre (et du stress !), on peut devenir « hypoglycémique » : c'est l'épuisement glandulaire. Nos glandes ne gèrent plus la situation. Nos hormones et notre glycémie jouent aux montagnes russes.

Alors, le moindre petit gâteau, que l'on supportait pourtant très bien auparavant, devient une source de mal-être. Les personnes sévèrement atteintes en viennent à ne plus tolérer aucun sucre, rapide ou lent, complet ou pas, et vivent un véritable calvaire. Ce dérèglement hormonal peut se solder par un diabète de type 2.

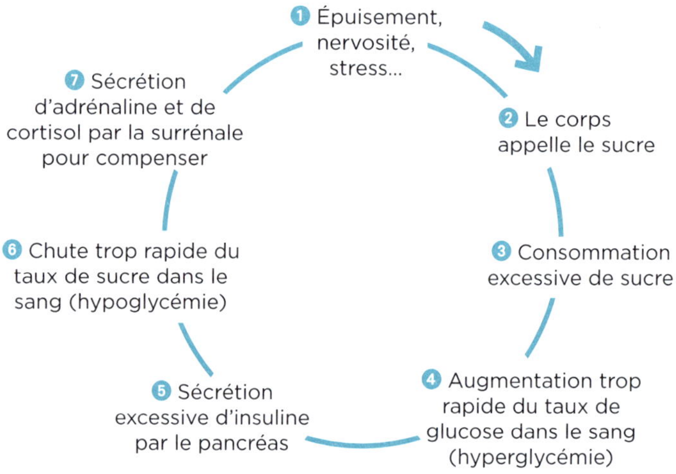

Le cercle infernal de l'épuisement glandulaire

Il est important de bien différencier hypoglycémie et glycémie instable. Une crise d'hypoglycémie, c'est violent. Difficile de passer à côté. Il en existe trois signes principaux :

- les baisses d'énergie subites accompagnées de tremblements, nervosité et faim ;
- le niveau de sucre dans le sang inférieur à 3,5 millimoles par litre (mmol/L) au moment de la crise ;
- la disparition des symptômes après avoir consommé du sucre.

En revanche, on peut vivre avec une glycémie instable sans s'en rendre compte. En effet, tandis que l'hypoglycémie est facile à diagnostiquer en observant le taux de sucre dans le sang, les résultats sanguins peuvent rester normaux chez une personne à la glycémie instable. Le meilleur moyen de repérer une glycémie instable est d'en observer les différents signes.

COMMENT RECONNAÎTRE UNE GLYCÉMIE INSTABLE ?

- On dit de vous que vous avez le « bec sucré ».
- Vous avez souvent envie de vous faire un petit plaisir sucré.
- À 17 ou 18 heures, vous avez souvent (ou systématiquement) besoin de manger du sucre.
- Vous avez souvent faim dans la matinée.
- Vous avez des envies incontrôlables de sucré, de pain ou de riz blanc.
- Vous avez souvent des coups de barre dans la journée, envie de faire la sieste après avoir mangé.
- Si vous retardez trop l'heure des repas, vous vous sentez faible et vous avez des vertiges et des maux de tête, les jambes qui tremblent, la vision floue.
- Vous avez du mal à sauter un repas. Si vous le faites, vous vous sentez mal, vous baillez, vous avez des difficultés à vous concentrer...
- Vous avez des maux de tête, des palpitations, des sueurs.
- Vous prenez du poids surtout autour du ventre, des hanches, vous avez des poignées d'amour.
- Votre humeur est changeante et fluctue au fil de la journée.
- Vous vous sentez souvent nerveux, irritable, anxieux sans raison.
- Vous pleurez parfois sans raison.
- Vous avez des douleurs musculaires ou manquez de force dans les jambes.
- Vous vous réveillez souvent la nuit et avez des insomnies.

Bien sûr, les signes évoqués dans cette liste peuvent correspondre à bien d'autres problématiques que celle de la glycémie instable. Cependant, si votre médecin ne peut pas conclure à de l'hypoglycémie, mais que vous vous reconnaissez dans un bon nombre de ces symptômes, il est possible que vous soyez sujet à la glycémie instable.

Les causes sont en premier lieu l'alimentation et le stress. Mais l'instabilité de la glycémie peut aussi être engendrée par certains médicaments ou certaines maladies, tels que l'hypothyroïdie. Un bilan de santé global réalisé auprès de votre médecin pourra vous éclairer à ce sujet.

Les femmes entre 20 et 30 ans semblent les plus touchées, mais la glycémie instable n'étant pas considérée comme une maladie, les chiffres ne sont pas fiables. Ma pratique en cabinet me permet cependant de remarquer que nous sommes de plus en plus nombreux à être concernés, les femmes comme les hommes.

La médecine allopathique a parfois peu de réponses face à la glycémie instable, qui, bien qu'elle ne soit pas foncièrement grave, engendre une fatigue physique et glandulaire lourde à porter au quotidien. Consulter un naturopathe peut vous permettre de rétablir de bonnes habitudes liées à l'alimentation, à l'exercice physique et à la gestion du stress. Il peut aussi vous accompagner dans la régénération profonde de votre terrain glandulaire (notamment pancréas et surrénales). Les nouvelles habitudes alimentaires instaurées pendant la cure de 8 semaines constituent une bonne première réponse, qui vous aidera à améliorer votre niveau d'énergie et de vitalité et à le maintenir tout au long de la journée.

Chapitre 7

LE SUCRE, GRAND PERTURBATEUR MÉTABOLIQUE

Le sucre : à l'origine de la mucose et de l'acidose toxiques

En naturopathie, on considère qu'il existe deux grands types de toxiques :

- les acides ou cristaux (= acidose toxique) ;
- les colles ou mucus (= mucose toxique).

Le sucre fait partie des deux catégories ! C'est un grand acidifiant, au même titre que la viande rouge, les protéines, les laitages ou le café. Mais c'est aussi une source importante de mucosités, tout comme les lipides, les laitages, les farineux (à commencer par le gluten qui, comme son nom l'indique, est une « glu »).

Acidose toxique

Notre corps cherche toujours à maintenir un équilibre de pH, de température, etc. Lorsque nous nous acidifions, notre organisme puise dans nos réserves minérales (très basifiantes) pour lutter contre l'excès d'acide : nous perdons nos minéraux.

L'acidose toxique se traduit donc par toutes les problématiques liées aux carences en minéraux :

- Peau : plus sèche, dermatoses et eczémas secs.
- Cheveux : cassants, qui tombent.
- Ongles : striés, qui se dédoublent, taches blanches.
- Articulations : douleurs, arthrite, arthrose, déminéralisation.
- Os : qui se déminéralisent, ostéoporose.
- Système nerveux : névrites, zona, spasmes.
- Tissus : calculs rénaux, calcifications...

Mucose toxique

Lorsque notre corps est en mucose toxique, il produit trop de « colles », et donc de mucus, de sébum et de cellules graisseuses.

La mucose toxique se traduit par les problématiques suivantes :

- Peau : peau grasse, acné purulente (boutons blancs), dermatoses et eczémas suintants.
- ORL : écoulements de mucus dans l'arrière-gorge, rhumes, bronchite, sinusite.
- Vagin : pertes blanches excessives.
- Tissus : obésité, kystes, fibromes, lipome.

Le sucre et l'acné

L'une des causes les plus importantes d'acné est l'alimentation déséquilibrée, trop riche en sucre. Lorsqu'on a une peau acnéique, il est important, avant toute chose, de diminuer autant que possible les sucres raffinés et les aliments à index glycémique élevé.

Évitez donc :

- les confiseries, gâteaux, pâtisseries... ;
- les pâtes blanches, le pain blanc ou le riz blanc ;
- les aliments industriels contenant des sucres cachés : les préparations salées industrielles, les chips, les sauces, et même la charcuterie... ;
- l'excès de matières grasses, à commencer par les acides gras saturés provenant des animaux (beurre, crème, fromage, viande, charcuterie...) qui ne devraient pas dépasser 10 % de notre apport journalier en acides gras, mais aussi les graisses cuites (friture...) et les acides gras trans que l'on trouve dans certaines margarines et de nombreux produits industriels ;
- les produits laitiers, qui sont par nature indigestes pour l'être humain. Nous ne sommes pas faits pour digérer à vie et en si grande quantité le lait des animaux. La surcharge digestive entraînée par nos habitudes de surconsommation de lait, de beurre, de yaourt, de crème et de fromage engendre nécessairement la production de mucosités (et nous venons de voir que l'acné est une des résultantes de la mucose toxique). Les produits laitiers les plus indigestes sont ceux qui proviennent de la vache. Ceux de brebis sont un peu plus digestes, et les plus faciles à digérer sont ceux qui sont issus du lait de chèvre. Plus l'animal est petit, plus son lait est digeste ! Les produits laitiers deviennent plus digestes lorsqu'ils sont fermentés, car le processus de fermentation par les bactéries engendre une forme de prédigestion à l'extérieur de votre corps. Le fromage, parce qu'il est fermenté (plus ou moins) longtemps, est le produit laitier le plus digeste. En résumé : évitez les produits laitiers, et si vous souhaitez en consommer, privilégiez le fromage de chèvre, en quantité raisonnable, et au maximum deux fois par semaine ;
- le gluten fait partie des colles, il sera important de le consommer avec modération, non seulement parce qu'il est à l'origine de tous les phénomènes de la mucose toxique, mais aussi parce qu'il est pro-inflammatoire.

Et augmentez votre consommation :

- d'eau pure ! Car sans elle, impossible de bien nettoyer notre organisme ;
- de bons acides gras, à commencer par les oméga-3, qui ont des propriétés anti-inflammatoires très intéressantes dans les cas d'acné. En effet, dès que c'est rouge et que ça fait mal, c'est qu'il y a de l'inflammation ! On trouve des

oméga-3 dans les poissons des mers froides (sardine, maquereau, hareng...), mais aussi dans les bonnes huiles (bio, non chauffées et conservées au frigo) de colza, lin, cameline, chanvre, noix, etc. ;

- de légumes variés, qui vous apporteront les vitamines, minéraux et oligoéléments nécessaires au bon fonctionnement de votre corps. Consommez-les de couleurs variées, avec un accent particulier sur les légumes de couleur orange, rouge, violette, pleins d'antioxydants, et de couleur verte, qui contiennent de la chlorophylle. Antioxydants et chlorophylle sont essentiels à la bonne santé de la peau et à la détox ;
- d'épices et d'aromates, tels que le curcuma, qui est un bon anti-inflammatoire naturel, surtout lorsqu'il est associé à du poivre ou à du gingembre. Le curcuma est aussi une bonne plante pour le foie, au même titre que le romarin, que vous pouvez ajouter à vos préparations ou consommer sous forme de tisanes. Ajoutez aussi à tous vos plats de la cannelle, de la coriandre, du cumin, du carvi, de l'origan ou du basilic, qui vous aideront à bien digérer ;
- d'aliments contenant des fibres : troquez votre riz blanc pour du riz complet !

En suivant la cure de 8 semaines pour vous libérer du sucre, ainsi qu'en adoptant une alimentation « antiboutons » pendant quelques mois, vous devriez voir une belle amélioration de votre acné. Cependant, si ce n'est pas suffisant, c'est certainement que la cause de votre acné n'est pas uniquement alimentaire. Un équilibrage hormonal et émotionnel pourra alors être nécessaire.

Autres pathologies liées au sucre

- Vieillissement prématuré : lorsqu'il y a trop de glucose dans le sang, glucose et protéines peuvent se combiner et engendrer des protéines glyquées. Leur présence entraîne l'inflammation de l'organisme et la production accrue de radicaux libres. Les radicaux libres sont une source majeure de vieillissement de l'organisme et sont à l'origine de diverses problématiques, certaines bénignes, comme les rides, et d'autres plus graves, comme le cancer.

- **Cancer :** nous savons désormais que le sucre joue un rôle primordial dans le cancer, car il est un des aliments favoris de la cellule cancéreuse.
- **Diabète de type 2 :** le diabète de type 2 est dû à la surconsommation de produits sucrés ou à index glycémique élevé. Avant il ne touchait que les personnes âgées ou en surpoids. Aujourd'hui, ce n'est plus le cas, et le diabète de type 2 concerne aussi bien les personnes âgées que les enfants ou les adolescents, les personnes en surpoids, ou pas. S'il y a un facteur génétique important dans cette maladie, l'hygiène de vie et la consommation de sucre sont directement liées à son développement.
- **Stéatose hépatique :** la surconsommation de sucres peut entraîner un stockage sous forme de gras dans le foie (comme pour les oies !).
- **Obésité :** elle est due à la surconsommation de sucre (et notamment de faux sucres), de graisses et au manque d'activité physique. Désormais, l'obésité touche aussi l'Europe : 20 % de la population de plus de 15 ans. Les sucres se stockent sous forme de graisse, et les faux sucres stimulent l'appétit. Sont très souvent en cause les boissons sucrées, sodas bien sûr, mais aussi les jus de fruits.

Et ce ne sont là que quelques exemples de pathologies liées au sucre : tant d'autres problématiques entrent en ligne de compte.

À l'issue de ce chapitre, vous ne pouvez qu'être très motivé à revoir votre conduite alimentaire. Alors, en avant toute pour 8 semaines de libération du sucre.

Partie 3

C'EST PARTI, J'ARRÊTE LE SUCRE !

Chapitre 8

AVANT DE VOUS LANCER

Prêts à vous libérer du sucre ? C'est parti pour une cure de 8 semaines. Procédez étape par étape, tranquillement. Le sevrage peut aussi être un formidable outil de connaissance de soi. Prenez-le comme un jeu !

Ce chapitre a pour but de vous préparer à la cure. Il vous aidera à vous mettre en condition et à booster votre motivation.

Mettez-vous en condition

Soyez disponible

Pour mettre toutes les chances de votre côté, choisissez un moment où vous êtes disponible, pas trop stressé, voire (soyons fous !) complètement détendu.

Commencez une semaine où vous avez du temps et pas trop de sorties : elles sont souvent sources de tentations. Et au début du sevrage, il est plus difficile de résister.

Et si toutes les conditions ne sont pas réunies mais que vous sentez que c'est le moment… foncez ! Si la motivation est là, vous trouverez toujours le moyen d'y arriver.

Soyez patient

Prenez votre temps : tout changement demande à s'inscrire dans le corps et les habitudes. Un arrêt brutal peut mener à l'échec.

Vous avez certainement entendu dire qu'il fallait 21 jours pour changer une habitude. Ce chiffre vient d'une étude faite dans les années 1950, qui parlait d'un « minimum de 21 jours »... En fait, nous avons plutôt besoin de 8 semaines en moyenne !

Il sera donc plus efficace de partir sur un programme de 8 semaines, sachant qu'en général après 21 jours, c'est déjà beaucoup plus facile.

Acceptez l'inconfort

Lorsqu'on est accro au sucre, notre cerveau, notre intestin et notre microbiote sont programmés à demander leur dose de sucre. La volonté a parfois bien peu de poids face à une véritable addiction. Pendant le sevrage, il est donc normal de se transformer parfois en un Mr Hyde affamé de sucre. C'est pour cette raison que je propose une détox en plusieurs étapes, tout en douceur.

Au-delà de l'addiction, la détox en elle-même entraîne un moment d'inconfort : envies de sucre, maux de tête, boutons, langue chargée, bouche pâteuse, fatigue, parfois un peu de déprime, sommeil perturbé... Cela fait partie du processus et ne durera que quelque temps.

Faites-vous plaisir

Ceci n'est pas un régime ! Ne vous focalisez pas sur le poids et les aliments « minceur » : si vous vous restreignez trop d'un coup, vous ne tiendrez pas. Ne vous privez pas, mangez à satiété, des aliments rassasiants. N'ayez pas peur du gras, qui vous sera très utile dans un premier temps pour vous sevrer du sucre. Souvenez-vous que votre objectif ici, c'est d'arrêter le sucre !

Boostez votre motivation

Pour renforcer votre motivation, rien de tel qu'un petit bilan des symptômes qui vous incommodent et des bénéfices que vous pourriez retirer de l'arrêt du sucre.

L'HEURE DU BILAN...

Listez vos symptômes actuels, ainsi que tous les bénéfices que vous aurez à arrêter le sucre, jusqu'à trouver une réponse qui vous permette de vous dépasser pour atteindre vos objectifs.

Symptômes « Quand je mange du sucre... »	Bénéfices de l'arrêt « Si j'arrête le sucre... »
Je me sens fatigué(e)...	*J'aurai plus d'énergie pour chercher le boulot de mes rêves...*
À vous !	À vous ! ....

Clarifiez votre relation au sucre pour établir un plan d'action

Il s'agit de comprendre ce qui se passe en vous, et ce qui est déterminant dans votre rapport au sucre. La consommation de sucre est très liée à notre besoin d'affection, de réconfort, d'amour. La saveur sucrée est la première à laquelle nous sommes confrontés, avec le lait maternel (ou de vache).

Le sucre a le goût de l'enfance. Il est normal d'être très attiré par le sucre lorsqu'on est enfant. Mais quand on grandit, on devrait s'en détacher pour laisser la place aux autres saveurs : acide, salé, amer...

Parfois, lorsqu'on a vécu des difficultés dans l'enfance, on peut rester comme « bloqué » sur le sucre. C'est la saveur la plus chargée de souvenirs... Si bien que le sevrage peut réveiller d'anciennes blessures. Selon le docteur Olivier Soulier : « Notre besoin et notre dépendance au sucre et au goût sucré sont proportionnels à notre dépendance affective en général[1]. » Le plus souvent, cette dépendance affective est liée à la mère. Mais en fait, elle peut se manifester envers n'importe qui : votre père, vos enfants, votre conjoint, vos collègues...

Observez-vous au regard de votre histoire, avec bienveillance. Prendre conscience de ce qui se joue en vous est déjà un grand pas vers la transformation. Fermez les yeux, et dites-vous : « Je vis ici et maintenant, je laisse tomber le passé. Je suis là pour moi et j'apprends chaque jour à m'aimer comme je suis. »

Vous êtes la personne la plus importante de votre vie. Ce n'est pas égoïste de prendre soin de soi : c'est nécessaire. Et ça n'empêche en rien de prendre soin des autres aussi, au contraire.

Vous seul pouvez vous donner tout l'amour et la présence dont vous avez besoin. Alors, faites-le !

Bien sûr, une fois ce constat fait, ne négligez pas le reste. Emplissez aussi votre vie de tout ce qui vous fait du bien : de rapports humains chaleureux et aimants, de temps passé au contact des animaux et de la nature... Peu importe, tant que ça vous apporte joie et équilibre !

1. Olivier Soulier, « Le grand décodage des désirs alimentaires », *Néosanté*, n° 31, février 2014.

OBSERVEZ CE QUI SE PASSE EN VOUS !

Pour vous connecter profondément à vos besoins, au-delà de votre volonté d'arrêter le sucre, faites cet exercice, issu de la Communication non violente de Marshall Rosenberg[1] :

1. **Observation :** prenez un exemple de situation où vous n'avez pas été satisfait(e) d'avoir mangé du sucre, et observez les faits concrets et vos pensées à leur propos (critiques, jugements, reproches...).

   Quand ....

   ....

2. **Sentiments :** accueillez votre vécu au niveau de vos sensations corporelles, émotions, sentiments.

   Je me sens ....

   ....

3. **Besoins :** reliez-vous aux besoins qui sont à l'origine de vos sentiments.

   Parce que j'ai besoin de (ou j'aimerais) ....

   ....

4. **Action :** fixez-vous des objectifs.

   Pour prendre soin de mes besoins, ne fût-ce que partiellement, je choisis de faire ou de dire ....

   ....

1. Marshall Rosenberg (1934-2015), psychologue américain, est le créateur d'un processus de communication appelé « Communication non violente » (CNV) et le directeur pédagogique du « Centre pour la Communication non violente » (Center for Non Violent Communication), une organisation internationale à but non lucratif.

Exemple

1. Observation : quand mon boss m'a fait des reproches ce matin sur un ton agressif, au lieu de lui exposer mon point de vue, je n'ai rien dit. Puis je suis retourné(e) devant mon ordinateur et j'ai mangé du chocolat de manière compulsive. Maintenant je culpabilise. Je suis ballonné(e) et fatigué(e).
2. Sentiments : je me sens en colère contre mon boss, et surtout contre moi-même de ne pas lui avoir répondu tranquillement pour qu'il entende mon point de vue. Je me sens vulnérable, triste et découragé(e).
3. Besoins : parce que, en fait, ce dont j'ai besoin, c'est d'évoluer dans un milieu où je me sens en sécurité du fait d'une communication respectueuse et harmonieuse. Et surtout, j'ai besoin de renforcer l'estime de moi-même pour pouvoir m'exprimer en toute authenticité, avec confiance et ancrage, quel que soit le contexte. Pour ça, j'ai aussi besoin de pouvoir compter sur mon corps, qu'il soit en pleine forme et qu'il vibre de toute sa vitalité.
4. Action : pour honorer ces besoins, je vais m'exercer à dire ce que j'ai à dire, avec tranquillité et assurance. À côté de ça, pour m'aider à renforcer confiance et estime de moi, je vais faire cinq minutes de méditation (ou de yoga, de relaxation, de visualisation, d'autohypnose...) chaque matin. Pour prendre soin de mon corps et en faire mon allié, je vais changer le contenu de mes tiroirs pour y mettre des snacks bons et sains.

Cette approche concrète permet de partir d'un événement précis pour aller rapidement au cœur de la problématique. En accueillant et en clarifiant ce qui se passe en soi, on parvient à des solutions pratiques, qui apportent un réconfort immédiat. Quel meilleur moyen de s'apaiser que d'avoir un plan d'action ?

Définissez votre profil

Le sevrage est plus efficace si l'on définit les causes de son addiction. Comme on l'a vu, elles sont souvent émotionnelles, mais elles peuvent aussi être dues à des déséquilibres intestinaux ou hormonaux. Ou les trois à la fois !

Quel que soit votre profil, voici déjà quelques plantes ou oligoéléments qui peuvent déjà aider à vous libérer de votre addiction :

- le chrome : il aide à maîtriser le taux de sucre dans le sang et participe au contrôle de la glycémie en favorisant l'action de l'insuline ;
- le *Gymnema sylvestris* : cette plante originaire d'Inde est utilisée depuis plus de deux mille cinq cents ans en médecine ayurvédique en tant que plante « antisucre ». Elle a des propriétés régulatrices de la glycémie, et aide à la diminution de l'appétence pour le sucre grâce à ses principes actifs (saponines).

TEST : QUEL MANGEUR DE SUCRE ÊTES-VOUS ?

Voici un test pour vous aider à déterminer votre « profil ».

Entourez le symbole correspondant lorsque le problème évoqué vous concerne de façon chronique (il se répète dans le temps, même par épisodes non continus).

♣ Les envies de sucre sont plus présentes lorsque vous vous sentez seul(e).
✣ Vous êtes un homme de plus de 50 ans, et vous ne vous nourrissez pas sainement (trop gras, trop sucré, alcool, aliments industriels…), et ce depuis longtemps.
▲ Votre cycle menstruel vous pose des problèmes.
● Vous avez pris des antibiotiques plusieurs fois dans votre vie.
✣ Vous êtes un homme de plus de 50 ans, et vous trouvez que vous avez moins d'énergie depuis quelque temps.
▲ Tous les mois, vous avez les idées noires pendant quelques jours avant vos menstruations et au début de vos règles.
◆ Vous êtes une femme de plus de 45 ans, et vous dormez moins bien car vous vous réveillez souvent en sueur la nuit.
✣ Vous êtes un homme de plus de 50 ans, et vous ne faites pas de sport.
▲ Vous avez plus envie de manger sucré et gras avant et/ou pendant vos menstruations.
◆ Vous êtes ménopausée ou vous ressentez les prémices de la ménopause.
✣ Vous êtes un homme de plus de 50 ans, et vous avez remarqué que vous aviez un moral moins solide. Il vous arrive plus souvent d'être déprimé.
♣ Vous êtes capable de vous passer de sucre toute la première partie de la journée, mais vous avez des envies soudaines dans l'après-midi et le soir.

● Vous avez pris la pilule pendant plus de deux ans.
◆ Depuis que vous êtes en ménopause/périménopause, vous avez pris des kilos que vous n'arrivez pas à perdre.
● Il vous arrive régulièrement d'avoir des infections urinaires.
◆ Depuis que vous êtes en ménopause/périménopause, vous avez plus souvent envie de manger sucré.
✤ Vous êtes un homme, et plus vous avancez en âge, moins bien vous dormez.
● Vous avez régulièrement des mycoses (anales, vaginales, interdigitales, ou sur les ongles).
♣ Quand vous rentrez chez vous le soir, vous avez tendance à trop manger. Il vous arrive d'avoir des compulsions alimentaires et des épisodes d'hyperphagie.
✤ Vous êtes un homme, et avec l'avancée en âge, il vous arrive d'avoir des problèmes d'érection.
● Vous ressentez souvent le besoin de manger du sucre ou du pain, de boire de l'alcool, à n'importe quel moment de la journée.
✤ Vous êtes un homme, et depuis la cinquantaine, vous remarquez que vous prenez du poids sans pour autant que votre hygiène de vie ait changé.
♣ Vous avez plus envie de manger sucré lorsque vous êtes fatigué.
● Vous priver de sucre est une punition. Si vous le faites, vous avez tendance à compenser par des féculents à index glycémique élevé (pain blanc, riz blanc...) ou des fruits.
▲ Vous êtes très fatiguée pendant vos menstruations.
✤ Vous êtes un homme, et avec l'âge, vous avez développé des problématiques liées au diabète.
● Vous êtes fatigué(e) de manière chronique.
♣ Vous avez souvent besoin d'un verre d'alcool pour vous déconnecter du stress de la journée.

◆ Depuis que vous êtes en ménopause/périménopause, votre libido n'est plus la même, vos envies ont diminué.
▲ Vous avez souvent de l'acné avant vos menstruations.
♣ Vous ne dormez pas bien, car vous avez tendance à ruminer ou à avoir des difficultés à déconnecter de votre journée.
▲ Vos règles sont douloureuses et/ou abondantes.
◆ Depuis que vous êtes en ménopause/périménopause, vous vous sentez plus anxieuse, irritable ou déprimée.
● Votre digestion est souvent perturbée (constipation, diarrhée, alternance constipation et diarrhée, ballonnement...).
▲ Votre poitrine est gonflée et douloureuse avant les règles.
◆ Vous êtes sujette à l'ostéoporose.
♣ Vous êtes sensible, stressé(e), anxieux(se), parfois angoissé(e).
● Vous avez souvent des démangeaisons (vaginales, dans les oreilles, besoin de vous gratter au milieu du dos...).
✤ Vous êtes un homme de plus de 50 ans, et votre libido est en baisse depuis quelques mois, voire quelques années.
● Vous avez facilement le nez congestionné, avec des écoulements de mucosités dans l'arrière-gorge.
▲ Vous êtes sujette au syndrome prémenstruel.
♣ Vous avez déjà fait une dépression.
◆ Vous êtes une femme de plus de 45 ans, et depuis quelques mois/années vos cheveux sont plus secs et cassants.
▲ Durant la semaine qui précède vos menstruations, vous vous sentez irritable.
♣ Il vous arrive de manger du sucre de manière compulsive après une dispute ou une contrariété.

◆ Vous avez souvent des bouffées de chaleur dans la journée.
▲ Vous préféreriez ne pas être menstruée, car c'est pour vous un handicap.
♣ Il est rare que vous vous sentiez complètement détendu(e), et vous vous sentez souvent submergé(e) par la quantité de choses à faire.
✣ Vous êtes un homme de plus de 50 ans, et vous avez remarqué que vous avez perdu en masse musculaire depuis quelque temps, sans pour autant que votre activité physique ait changé.
◆ Depuis votre ménopause, vous êtes gênée par de la sécheresse vaginale.

Interprétez vos résultats :

- ✔ Si vous avez plus de ● : référez-vous au **profil « digestif »** (p. 82).
- ✔ Si vous avez plus de ♣ : référez-vous au **profil « émotionnel »** (p. 84).
- ✔ Si vous avez plus de ▲ : référez-vous au **profil « hormonal : le syndrome prémenstruel »** (p. 88).
- ✔ Si vous avez plus de ◆ : référez-vous au **profil « hormonal : la ménopause »** (p. 92).
- ✔ Si vous avez plus de ✣ : référez-vous au **profil « hormonal : l'andropause »** (p. 94).

Mise en garde importante : ce test est approximatif car les symptômes peuvent varier en fonction de votre âge, de votre alimentation, de votre adaptation à votre environnement. Ils peuvent aussi correspondre à d'autres causes.

Profil digestif

C'est le gros mangeur de sucre : celui qui en a envie plusieurs fois par jour. Il ne peut pas passer une journée sans en manger, et s'il doit se passer de dessert ou de goûter, c'est la punition. Souvent, il ne se rend pas compte qu'il est accro, car il mange des sucres cachés (sandwich, pâtes, alcool...) ou ce qu'il pense être de bons sucres, comme les fruits. Mais manger beaucoup de fruits tous les jours, ça reste un apport de sucre important !

Ses problématiques

La surconsommation de sucre induit un déséquilibre du microbiote avec développement excessif des bactéries qui se nourrissent de sucre et du *Candida albicans*. Ces bactéries réclamant à manger nous poussent à manger plus de sucre. Il s'ensuit : troubles digestifs chroniques, syndrome du côlon irritable, mycoses, acné, fatigue chronique, infections à répétition, etc.

À mettre en place au niveau alimentaire

La priorité : affamer les mauvaises bactéries et le Candida albicans

L'idée étant d'affamer les bactéries et les levures néfastes, l'éviction de sucre doit être plus stricte et plus longue que pour les autres profils.

Vous suivrez la cure jusqu'à la semaine 3, dont le but est de vous déshabituer complètement du goût sucré. Puis vous passerez à la semaine 4 en réintroduisant un ou deux fruits à IG bas à modéré par jour maximum (évitez les fruits à IG élevé), et resterez là entre trois semaines et quelques mois, en fonction de votre niveau de déséquilibre (à déterminer avec votre naturopathe).

Faites aussi attention à éviter l'alcool (et surtout la bière, bain de jouvence du *Candida albicans*), et les levures industrielles (pains, pizzas et pâtes levées à base de levure).

Limitez le gluten et les produits laitiers

Gluten (surtout le blé) et produits laitiers (surtout de vache) ont tendance à encourager le déséquilibre du microbiote intestinal. Limitez leur consommation à deux ou trois fois par semaine maximum.

Remplacez-les par des alternatives au blé (petit épeautre, seigle, sarrasin...) et des alternatives aux produits laitiers de vache (brebis, chèvre et surtout les produits laitiers végétaux).

Préservez l'équilibre intestinal en évitant les aliments irritants

La dysbiose s'accompagne généralement d'un syndrome de l'intestin irritable plus ou moins important. Si vous avez facilement mal au ventre, faites attention à ne pas surconsommer les aliments connus pour encourager l'inflammation par leurs fibres irritantes (lentilles, pois chiches, artichaut, oignon, ail, asperge, choux...).

En complément

Certaines plantes permettant de rétablir une bonne santé intestinale : extrait de pépins de pamplemousse, ail, aloe vera, chlorophylle concentrée (comme dans le jus d'herbe d'orge ou de blé), *Echinacea*, propolis, feuille d'olivier, huiles essentielles d'origan, de sarriette, de thym, d'arbre à thé... Mettez en place un roulement de compléments, car le *Candida* s'habitue vite aux traitements.

Rien ne vaut un conseil personnalisé en la matière. Cependant vous pourriez suivre un protocole de ce type :

- Jours 1 à 10 :
  - oléocapsules d'huiles essentielles pour la sphère gastro-intestinale (origan, basilic, menthe, sarriette, cannelle) en pharmacie et sur conseil d'un professionnel de santé. Les huiles essentielles ne conviennent pas aux femmes enceintes, ni aux personnes sujettes aux gastrites ou aux ulcères ;
  - extrait de pépins de pamplemousse.

- Jours 11 à 20 :
  - propolis ;
  - gélules d'ail.
- Jours 21 à 31 :
  - jus d'aloe vera ;
  - jus d'herbe d'orge ou de blé.

Il est important d'être accompagné avant de prendre un complément alimentaire, pour être sûr que c'est celui qui vous conviendra le mieux. Ces compléments seront plus efficaces s'ils sont consommés selon un protocole personnalisé, à définir avec votre naturopathe. Il vous conseillera généralement une cure qui peut durer entre deux mois et un an.

♣ Profil émotionnel

Chez vous, tout se passe plutôt bien en première partie de journée… jusqu'à ce que tout bascule. Les envies de sucre irrépressibles arrivent presque tous les jours, pour certains plutôt dans l'après-midi (à partir de 16 heures), et pour d'autres plutôt avant et après le dîner. Alors vous sentez que votre consommation de sucre n'est plus sous contrôle, et vous mangez ce qui se présente, souvent de manière compulsive, et de préférence sucré (ahhh le chocolat… !). Il vous arrive régulièrement de manger trop le soir.

Vous êtes plutôt anxieux, facilement angoissé et sujet au stress chronique. Vous vous sentez de moins en moins résistant au stress, et la moindre contrariété vous atteint. Vous avez tendance à être facilement irritable et déprimé. Vous êtes fatigué, et souvent vous ne dormez pas bien.

Vous avez remarqué que vous avez plus souvent envie de sucre lorsque vous êtes stressé, que vous avez une contrariété ou que vous manquez de sommeil.

Ce profil vous correspond aussi si vous remarquez que vous vous sentez plus seul et triste le soir, et que vous avez besoin de manger ou de boire un petit verre de vin pour vous réconforter ou vous aider à déconnecter du stress de la journée. Vous êtes également concerné si vous êtes senior, et que l'ennui, l'anxiété ou le sentiment de solitude vous poussent à manger des petits gâteaux au cours de la journée. C'est normal, le sucre est l'aliment réconfortant par excellence. Pourtant, il existe tant d'autres moyens de trouver du réconfort sans se rendre malade… !

Ses problématiques

Le stress chronique et l'anxiété entraînent une sécrétion excessive de cortisol (hormone du stress) par la surrénale, qui perturbe l'équilibre des neuromédiateurs, et fait baisser les taux de dopamine (sensation d'être toujours fatigué) et de sérotonine (baisse de moral, déprime). Il devient plus difficile de démarrer le matin (à moins d'un grand café). La déprime, la tristesse ou le sentiment de solitude impactent aussi la sécrétion des différents neuromédiateurs, à commencer par la sérotonine.

À mettre en place au niveau alimentaire

N'arrêtez pas le sucre d'un seul coup

Comme vous êtes sensible et que le sucre est pour vous une béquille émotionnelle, il ne faut pas que vous arrêtiez le sucre brutalement. Suivez bien le protocole pour diminuer progressivement, quitte à allonger la cure. (Par exemple : vous pouvez suivre les recommandations de la semaine 1 pendant deux ou trois semaines plutôt qu'une). Cela vous permettra de faire un sevrage plus progressif, et aussi de laisser aux plantes et compléments associés à la cure le temps de faire leur effet. Vous pouvez même, si cela vous semble plus judicieux pour vous, ne pas faire l'étape totalement sans sucre de la semaine 3. Écoutez-vous !

Mangez un petit-déjeuner contenant des protéines

La dopamine, c'est le starter. Elle est sécrétée le matin au réveil. Mais pour bien la fabriquer, nous avons besoin des acides aminés, phénylalanine et tyrosine. On en trouve dans la dinde, le bœuf, le poulet, les œufs, le fromage…

Si vous ne mangez pas de protéines animales, remplacez par une association de céréales et de légumineuses. Par exemple, du houmous sur du pain complet au petit épeautre ou au sarrasin. Vous pouvez aussi ajouter de la poudre de protéines de chanvre, des graines de chanvre ou de la spiruline à vos petits-déj. (10 g de spiruline = 6 g de protéines = l'équivalent d'un œuf)

Ne sautez pas le goûter

La sérotonine, hormone de la bonne humeur, de l'apaisement et du sommeil, est sécrétée vers 17 heures. Consommer des aliments sucrés au goûter permet d'optimiser sa fabrication.

Dans votre cas, il n'est pas nécessaire de passer par la phase « zéro sucre » de la semaine 3. Conservez un fruit à 17 heures, même pendant la semaine 3.

Le soir, consommez des aliments riches en tryptophane

Sans cet acide aminé, notre corps produit moins bien la sérotonine, cette hormone de la relaxation et du sommeil. On en trouve dans l'avocat, le fromage, la dinde, le poulet, le canard, les flocons d'avoine, la laitue… N'hésitez pas à mettre ces aliments au menu de vos repas, surtout le soir.

Réduisez les excitants

Et surtout le café, qui renforce la nervosité, empêche la bonne sécrétion des neurotransmetteurs, et donc la récupération et le repos. Si vous buvez quatre cafés par jour, commencez par diviser votre consommation par deux pour n'en garder que deux, puis continuez le sevrage petit à petit jusqu'à n'en garder qu'un par jour au maximum.

En complément

Pour soutenir le système nerveux, il peut être judicieux de s'aider de certains compléments.

- Le magnésium
  Il intervient dans près de 300 mécanismes dans le corps, et permet un meilleur équilibre au niveau du stress, de la tension nerveuse, de l'énergie, du sommeil, du comportement alimentaire (moins compulsif)… 59 % de la population est en manque de magnésium.

Consommez des légumineuses (haricots, lentilles, pois…), graines germées de légumineuses (lentilles germées), céréales complètes (flocons d'avoine, pain complet…), amandes, avocats, légumes verts, un peu de coquillages. Il n'est pas évident de couvrir nos besoins en magnésium par l'alimentation uniquement. D'où l'importance de faire des cures régulières.
À prendre matin ou soir.

- **Les oméga-3**

  Ils permettent le bon fonctionnement cérébral et cellulaire, et diminuent l'inflammation.
  Consommez des petits poissons gras (sardine, maquereau, hareng), des graines de lin, chanvre, chia, noix, des huiles de colza, cameline, noix, chanvre, lin…
  Comme nous sommes souvent carencés et qu'il n'est pas évident de consommer suffisamment d'oméga-3 au quotidien, il est souvent nécessaire de se complémenter en EPA/DHA. N'hésitez pas à faire quelques cures de capsules d'oméga-3 par an.
  À prendre le soir pour une meilleure assimilation.

- **La rhodiole *(Rhodiola rosea)***

  La rhodiole est une plante adaptogène, c'est-à-dire qu'elle permet d'augmenter la capacité du corps à s'adapter aux différents stress. C'est la plante des wonderwomen (et des wondermen !), qui ont beaucoup (trop) de choses à faire et à gérer. C'est aussi celle des examens et des deadlines… Elle améliore moral, productivité, tonus et libido. De fait, elle aide à diminuer les pulsions sucrées (mais aussi à calmer les addictions en règle générale).
  À prendre le matin.
  Contre-indication : grossesse, allaitement, prise d'antidépresseurs, bipolarité.

- **Le *Griffonia simplicifolia***

  Ses propriétés sérotoninergiques permettent au *Griffonia* de limiter les envies de sucre. Il est particulièrement intéressant chez les personnes ayant des difficultés à réguler leur poids, leur appétit et leur satiété du fait d'épisodes dépressifs ou de simples baisses de moral. Parce qu'elle aide à produire de la sérotonine, cette plante améliore aussi le sommeil.

Il faut choisir un *Griffonia* bien concentré en 5-HTP[1], qui sera convertie par l'organisme en sérotonine.
À prendre vers 17 heures avec un fruit.
Effets secondaires : comme le *Griffonia* a une action détox sur le foie, il peut entraîner des nausées en début de prise. Cela signifie que votre foie est surchargé et a besoin d'être nettoyé.
Contre-indication : grossesse, allaitement, prise d'antidépresseurs.

Prenez soin de vous ! Écoutez-vous chaque jour un peu plus. Honorez vos besoins (de vous reposer, de prendre du temps pour vous...) au quotidien, et sans culpabilité ! C'est une des clés principales pour un rapport au sucre serein.

▲ Profil hormonal : le syndrome prémenstruel

Du fait de leur nature cyclique, les femmes sont souvent plus accros au sucre que les hommes. Un cycle déséquilibré, un syndrome prémenstruel très présent, des menstruations douloureuses ou la transition vers la ménopause sont autant de raisons d'avoir plus envie de manger sucré.

Le syndrome prémenstruel (SPM) est plus ou moins présent en fonction des femmes. Certaines n'en ont pas, tandis que d'autres le subissent entre un à douze jours avant les menstruations.

Le syndrome prémenstruel vient avec son lot de désagréments : fatigue, irritabilité, humeur changeante, déprime, troubles du sommeil, acné, ballonnements, constipation ou diarrhée, rétention d'eau, poitrine gonflée et douloureuse, maux de dos, envies de sucre, de gras, de junk-food... On sait qu'il ne faudrait pas manger tout ça, mais on ne peut pas faire autrement.

Ses problématiques

En deuxième partie de cycle, après l'ovulation, le taux d'œstrogènes chute, et la progestérone augmente. Ensuite, en l'absence de grossesse, il y a une

---

1. Le 5-HTP est le précurseur de la sérotonine. Sa présence est nécessaire à la production de sérotonine par notre organisme.

chute brutale de la progestérone, qui peut entraîner une hyperœstrogénie relative (trop d'œstrogènes par rapport au niveau de progestérone). C'est ce déséquilibre, plus ou moins long et important en fonction des femmes, qui engendre les symptômes du SPM tels que ballonnements, diarrhée, rétention d'eau, prise de poids... Ces fluctuations hormonales entraînent aussi la perturbation des neuromédiateurs, sérotonine et dopamine, engendrant les troubles de l'humeur.

À mettre en place au niveau alimentaire

Ces conseils alimentaires sont à mettre en place d'abord sous forme d'une cure de trois mois pour pouvoir observer les effets sur un temps suffisamment long. Puis, si vous vous sentez mieux, continuez à manger ainsi, en veillant à vous faire plaisir pour ne pas vous sentir frustrée. Ces conseils sont aussi valables en cas d'endométriose, de douleurs menstruelles, d'irrégularité du cycle, d'aménorrhée...

Évitez le sucre

Le sucre est une des premières causes alimentaires du syndrome prémenstruel, et il accentue les désagréments de la ménopause. Suivez la cure sans sucre, en veillant à commencer à un moment facile pour vous : plutôt en première partie de cycle (entre la fin des règles et l'ovulation).

Réduisez les excitants

Café, thé noir, alcool, cigarette, chocolat... Toutes les substances qui surstimulent l'organisme ont une incidence sur les hormones. Essayez de diminuer votre consommation, voire d'arrêter.

Si vous buvez quatre cafés par jour, commencez par n'en garder que deux, puis petit à petit continuez le sevrage jusqu'à ne plus en boire, ou seulement de temps à autre, pour le plaisir.

Évitez les aliments industriels

Mangez un maximum de repas faits maison, et un minimum d'aliments industriels, qui, du fait de la présence de gluten, de produits laitiers, de conservateurs ou d'adjuvants divers, ont tendance à encourager l'inflammation… Et donc les douleurs !

Diminuez les produits laitiers

Les produits laitiers sont connus pour leur action néfaste sur nos hormones. Le lait le plus difficile à métaboliser pour l'être humain est le lait de vache : évitez donc en priorité les produits laitiers à base de lait de vache. En fonction de votre tolérance, vous pourrez consommer un peu de fromage de brebis ou de chèvre (deux fois par semaine maximum).

Diminuez le gluten

Le gluten, parce qu'il encourage l'inflammation, a tendance à soutenir le SPM. Il fait gonfler le corps, et engendre rétention d'eau et prise de poids. Souvent, lorsqu'on arrête de consommer du blé, le corps se déleste de quelques kilos tout naturellement.

Évitez surtout le blé, qui est la céréale la plus problématique. Vous pouvez remplacer par du petit épeautre, qui contient moins de gluten et permet de continuer à consommer des aliments qui ressemblent à ceux que vous connaissez (farine, pain et pâtes de petit épeautre), mais aussi du seigle, de l'avoine, de l'orge…

Pour une version zéro gluten, le sarrasin ou le quinoa sont de très bonnes options, car leur index glycémique est raisonnable (contrairement au riz et au maïs). On trouve facilement des pâtes et du pain 100 % sarrasin en magasin bio.

Évitez les repas compliqués à digérer

Si le déséquilibre hormonal entraîne des troubles digestifs, faites des repas plus simples, avec moins d'ingrédients différents et en respectant les associations alimentaires. Évitez tout ce que vous savez difficile à digérer : plats en sauce, friture, etc. Adoptez cette alimentation surtout en deuxième partie de cycle.

Consommez de bons acides gras

Ils aident à maintenir un bon équilibre hormonal : petits poissons gras (sardine, maquereau, hareng), graines de lin, chanvre, chia, noix, huiles de colza, cameline, chanvre, lin...

En complément

Notez que les conseils prodigués ici peuvent ne pas convenir à toutes les femmes : faites-vous conseiller par un professionnel de santé qui vous guidera dans un choix personnalisé au vu de votre problématique.

- Pour réguler le cycle : le gattilier.
  Il ne contient pas de phytohormones, mais il augmente la production de progestérone. À prendre les quinze derniers jours du cycle (de l'ovulation au premier jour des règles). Attention, le gattilier est contre-indiqué en cas de grossesse.
- Pour diminuer les crampes et les douleurs : le magnésium (voir Profil émotionnel).
- Pour nettoyer et soutenir le foie : l'hyperœstrogénie relative est souvent due à une mauvaise détox des œstrogènes par le foie. Il est donc intéressant de l'aider dans son travail avec la phytothérapie.
  Le matin, buvez un verre d'eau tiède à jeun avec du citron, du gingembre et du curcuma. Ajoutez des tisanes de romarin pendant la matinée et la journée (mais pas le soir, car trop stimulant).
- En cas de stress : *Rhodiola rosea* et *Griffonia simplicifolia* (voir Profil émotionnel).

Prenez soin de vous !

- Le stress a une influence sur les concentrations hormonales de votre corps et est un facteur majeur de dérégulation du cycle. Toutes les activités qui permettent de se détendre ont une incidence très positive sur le syndrome prémenstruel. Pratiquez yoga, méditation, tai-chi, chi gong, relaxation, sophrologie... au moins une fois par semaine. Le mieux est de le faire un petit peu chaque jour.
- Faites de l'exercice physique plusieurs fois par semaine.

◆ Profil hormonal : la ménopause

La périménopause et la ménopause engendrent un changement du fonctionnement hormonal du corps : les ovaires cessent de sécréter les hormones sexuelles, œstrogènes et progestérone. On observe aussi une baisse des neuromédiateurs, sérotonine et dopamine.

Ses problématiques

Ce changement hormonal peut entraîner bouffées de chaleur, troubles du sommeil et de l'humeur, irritabilité, déprime, douleurs articulaires, prise de poids par ralentissement du métabolisme, baisse de libido, sécheresse vaginale, vieillissement de la peau, cheveux plus secs, ostéoporose, fatigue chronique... et envies de sucre (même quand on n'était pas « bec sucré » auparavant).

À mettre en place au niveau alimentaire

Les conseils sont les mêmes que pour le syndrome prémenstruel, suivez-les autant que possible (voir ci-avant).

Consommez encore plus d'oméga-3

Environ 4 cuillères à soupe par jour d'huiles oméga-3 (colza, lin, etc.).

Augmentez les sources de protéines

Les protéines sont une des clés essentielles pour préserver son capital osseux et musculaire. Il faut donc en consommer suffisamment chaque jour. Un peu de protéines animales (œufs, poisson, viande blanche), et beaucoup de protéines végétales : légumineuses, algues de mer, spiruline, graines de chanvre ou de chia, et un peu de tofu de temps en temps.

L'apport de protéines vous permettra de limiter les envies de sucre en rassurant votre corps.

En complément

- Pour améliorer les bouffées de chaleur : actée à grappes noires *(Cimicifuga racemosa)*. Cette plante est connue pour améliorer les bouffées de chaleur, la sudation excessive, les troubles du sommeil et l'anxiété.
- En cas d'anxiété et de douleurs : magnésium (voir Profil émotionnel).
- Pour lutter contre la sécheresse de la peau et améliorer la santé des os : huile d'onagre et bourrache (oméga-6). L'onagre, en relançant la fabrication de prostaglandine, aide aussi en cas de bouffées de chaleur.
- Si vous voyez que vous n'arrivez pas à consommer systématiquement des oméga-3 au quotidien, prenez-en sous forme de cures de capsules d'huile de poisson.
- Pour nettoyer et soutenir le foie : tisanes de romarin et verre d'eau tiède avec citron, gingembre et curcuma le matin à jeun.
- En cas de stress : associer *Rhodiola rosea* le matin et *Griffonia simplicifolia* à 17 heures (voir Profil émotionnel).

Prenez soin de vous !

- Associez une pratique relaxante à une pratique sportive.
- La plupart des troubles de la ménopause étant fortement accentués par les états de stress, d'anxiété ou d'angoisse, veillez à réguler votre stress en vous accordant de vrais moments de pause. Pratiquez yoga, méditation, tai-chi, chi gong et relaxation autant que possible. Acceptez de ne rien faire. Partez souvent en vacances. Accordez-vous du bon temps !
- Il est essentiel que vous bougiez pour conserver une bonne santé des os et des muscles. La piscine et toutes les activités dans l'eau sont très intéressantes, car elles permettent un drainage lymphatique naturel. N'hésitez pas aussi à marcher, courir, sauter sur un trampoline : les minéraux se fixeront bien plus facilement dans vos os grâce à l'apesanteur.

✤ Profil hormonal : l'andropause

L'andropause est le pendant masculin de la ménopause. Elle advient généralement entre 45 et 65 ans. Mais à la différence de la ménopause, l'andropause n'est pas systématique. Elle est aussi beaucoup plus progressive que chez la femme.

Ses problématiques

La diminution progressive de testostérone serait à l'origine d'une baisse d'énergie et de libido, d'une diminution de la masse musculaire, d'une moins bonne minéralisation osseuse, ainsi que de problèmes d'érection. L'andropause s'accompagne aussi généralement d'une prise de poids, et parfois de problématiques de diabète. Bien qu'il n'y ait pas de lien direct entre la baisse de testostérone et la dépression, on a remarqué que beaucoup d'hommes en andropause présentaient des états anxieux et dépressifs, ainsi que des problématiques d'insomnie.

Cependant les études ne sont pas formelles sur l'origine du problème : est-ce vraiment la diminution de la testostérone, ou l'alliance de l'âge et d'une mauvaise hygiène de vie ? La réponse naturopathique à l'andropause consiste avant tout à rétablir une bonne hygiène de vie.

À mettre en place au niveau alimentaire

Évitez le sucre

Le sucre accélère le vieillissement de l'organisme, et engendre déminéralisation, surpoids, et fatigue physique et glandulaire (ce qui peut entraîner le diabète).

Augmentez les sources de protéines

Les protéines sont une des clés essentielles pour préserver son capital osseux et musculaire. Il faut donc en consommer suffisamment chaque jour. Un peu de protéines animales (œufs, poisson, viande blanche), et beaucoup de protéines végétales : légumineuses, algues, spiruline, graines de chanvre ou de chia, et un peu de tofu de temps en temps.

Consommez des oméga-3

Environ 4 cuillères à soupe par jour d'huiles oméga-3 (colza, lin, cameline, noix...) et du poisson gras des mers froides (sardine, maquereau, hareng...) deux fois par semaine.

Mangez des graines de courge

Les graines de courge et l'huile de pépins de courge, riches en stérols, sont connues pour leur effet bénéfique sur la prostate. Consommez-en régulièrement, environ 10 grammes de graines de courge, ou 1 cuillère à soupe d'huile biologique, première pression à froid. L'huile de pépins de courge est très sensible à l'oxydation, conservez-la au frigo.

Consommez beaucoup de légumes et de fruits colorés

Les légumes et les fruits de couleur jaune, orange, rouge, violette et verte, surtout lorsqu'ils sont consommés crus, vous apporteront nombre de vitamines et minéraux, mais aussi beaucoup d'antioxydants, qui luttent contre les radicaux libres, et donc contre le vieillissement de l'organisme. De plus, ils sont riches en fibres, nécessaires à un bon transit et à la régulation de l'index glycémique.

Consommez des aliments riches en zinc

Le zinc est nécessaire à la bonne santé de la prostate et à la bonne production hormonale. Consommez quotidiennement des sources de zinc comme les huîtres, le germe de blé, le cacao, les œufs, les noix de cajou, les lentilles et les céréales complètes. Si vous ne consommez pas régulièrement ce genre de produits, il peut être intéressant de se supplémenter en zinc.

Évitez le café et l'alcool

Le café et l'alcool sont des excitants qui fatiguent l'organisme.

En complément

Il peut être intéressant de vous supplémenter en huile de pépins de courge (que l'on trouve facilement sous forme de capsules), en oméga-3 et en zinc.

La maca, tubercule d'origine péruvienne, est aussi connue pour accompagner positivement l'andropause. Elle soutient la vigueur sexuelle, stimule le système immunitaire, tonifie l'organisme, aide à soulager le stress. C'est un superaliment, que l'on trouve sous forme de poudre, de gélules ou de comprimés, et qu'il est important de prendre en cure assez longue (trois mois ou plus) pour profiter de ses effets bénéfiques sur l'organisme.

Prenez soin de vous ! Bougez quotidiennement pour entretenir votre masse musculaire et éviter de prendre du poids. L'activité physique au quotidien encourage aussi la bonne production de testostérone.

Et si je me reconnais dans tous les profils ?

Choisissez celui qui vous ressemble le plus.

Et si vous n'arrivez pas à choisir, peut-être avez-vous besoin de vous faire accompagner par un professionnel de santé pour vous aiguiller dans vos choix. Pour trouver un naturopathe sérieux dans votre région, faites marcher le bouche-à-oreille, ou allez sur le site de l'Omnes, vous y trouverez une carte référençant les naturopathes diplômés d'écoles sérieuses et reconnues par la Fena (Fédération française des écoles de naturopathie).

Et si je ne me reconnais dans aucun profil ?

Si vous ne vous reconnaissez dans aucun de ces profils, aucun problème : c'est que vous n'avez pas particulièrement à individualiser la cure. Vous pouvez simplement suivre les 8 semaines de sevrage à titre préventif : l'excès de sucre n'est bon pour personne.

Profil	À retenir
Si votre profil est « digestif ».	• Évitez l'alcool (et surtout la bière, bain de jouvence du *Candida albicans*) et les levures industrielles (pains, pizzas et pâtes levées à base de levure). • Limitez le gluten et les produits laitiers. • Faites attention à ne pas surconsommer les aliments irritants (lentilles, pois chiches, artichaut, oignon, ail, asperge, choux...). • En semaine 4, réintroduisez un ou deux fruits par jour, et continuez entre trois semaines et quelques mois.
Si votre profil est « émotionnel ».	• Adoptez un petit-déjeuner protéiné. • Conservez une collation l'après-midi même en semaine 3 (normalement « zéro sucre »). • Mangez plus d'aliments riches en magnésium, en oméga-3 et en tryptophane. • Réduisez ou arrêtez le café.
Si votre profil est « syndrome prémenstruel ».	• Mangez plus d'oméga-3. • Réduisez café, thé noir, alcool, cigarette, chocolat. • Faites plus de repas faits maison. • Diminuez les produits laitiers (surtout de vache). • Diminuez le blé et remplacez-le par d'autres céréales (seigle, avoine, orge, épeautre, petit épeautre, sarrasin, quinoa...). • Faites des repas simples en deuxième partie de cycle.
Si votre profil est « ménopause ».	• Mangez plus d'oméga-3. • Augmentez votre quantité de protéines. • Diminuez les produits laitiers (surtout de vache). • Diminuez le blé et remplacez-le par d'autres céréales (seigle, avoine, orge, épeautre, petit épeautre, sarrasin, quinoa...).
Si votre profil est « andropause ».	• Consommez suffisamment de protéines. • Augmentez les oméga-3. • Mangez plus de courge (graines, huile, etc.). • Augmentez les portions de légumes et de fruits colorés. • Consommez des aliments riches en zinc (huîtres, germe de blé, cacao, œufs, noix de cajou, lentilles, etc.) • Évitez le café et l'alcool.

Chapitre 9

PRÊT, FEU, PARTEZ ! LA CURE EN 8 SEMAINES

C'est parti pour la cure de 8 semaines ! N'oubliez pas d'individualiser les conseils en fonction de votre profil. Vous trouverez à la fin de ce chapitre un résumé de tous les conseils.

Semaine 1

Pendant cette semaine, nous allons mettre en place des changements faciles. L'idée est de bien identifier les sources de sucre de votre alimentation, et de commencer à diminuer votre consommation en les remplaçant par des alternatives moins sucrées.

Les objectifs de la semaine

Objectif n° 1 : diminuez votre consommation de sucre concentré

- Retirez la ou les sources de sucres qui vous coûtent le moins. Si vous mangiez un petit-déj. sucré + un dessert à midi + un goûter + un dessert le soir, réfléchissez à ce qui pourrait être retiré ou remplacé sans difficulté.

- Remplacez les sucres les plus toxiques par des sucres moins néfastes, comme le sucre de coco.

Objectif n° 2 : diminuez les sources de sucre « non sucré[1] »

- Repérez les sources de sucre non sucré dans votre alimentation (principalement les index glycémiques élevés et l'alcool) et apprenez à les remplacer.

Comment s'y prendre ?

Un peu d'organisation

Faites le tri dans vos placards

Ouvrez votre placard et commencez par retirer ce qui contient des sucres ajoutés ou des sucres toxiques (sucre blanc, sirop de maïs, faux sucres...). Enlevez aussi les aliments à index glycémique élevé (comme tous les produits faits à base de céréales raffinées, les fruits séchés...). Séparez-vous de tous ces produits pour éviter d'être tenté.

Si vous ne pouvez pas vous en séparer pour de bon car les autres membres de votre famille s'y opposent farouchement, mettez tous ces aliments dans un endroit hors de votre vue, afin d'éviter la tentation quotidienne. Loin des yeux, loin du cœur.

Aliments à éviter	Aliments pour remplacer
• Sucre blanc • Sucre roux • Aspartame et autres faux sucres	• Sucre de coco (à certains moments de la cure seulement) • Vanille, cannelle, épices diverses • Fruits frais .../...

1. Aliments dont le goût n'est pas forcément sucré, mais qui contiennent néanmoins trop de sucre pour l'organisme.

• Chocolat au lait • Chocolat noir à moins de 80 % de cacao	• Chocolat noir à plus de 80 % (à certains moments de la cure seulement et en petite quantité) • Poudre de cacao sans sucre ajouté • Chocolat cru sans sucre • Fèves de cacao cru
• Confiseries (bonbons, bonbons sans sucre…)	Amandes, noisettes, noix de cajou, fruits, éventuellement un peu de chocolat, chocolat noir à plus de 80 % (à certains moments de la cure seulement et en petite quantité), fèves de cacao cru
• Café (on peut en garder une tasse par jour) • Café décaféiné (contient de l'aluminium)	Chicorée, succédané de café type « yannoh » (sans caféine mais contient du gluten), thé vert, maté, rooibos, tisanes énergisantes de type romarin, thym, hibiscus, menthe… ou mélanges de plantes pour le matin à trouver en magasins bio
Thé noir	Thé vert, tisanes
Soda, sirops…	• Boisson kombucha ou kéfir de fruits. (Vous les trouverez au rayon frais de votre magasin bio. Il est aussi possible de le faire soi-même.) • Infusions chaudes • Infusions fraîches (citron, orange, menthe, gingembre…) • Cristaux d'huiles essentielles de la marque Aromandise, à mettre dans de l'eau froide ou chaude (citron, citron vert, bergamote, verveine, menthe, rose, cardamome, cannelle, gingembre…)

Alcool : • La bière - - - • Les alcools forts - - - • Le vin blanc, le champagne - - • Le vin rouge -	*Idem* boissons proposées ci-dessus
Blé blanc (farine, pain, pâtes, couscous, boulgour, gâteaux secs, crêpes...)	• Blé complet (farine complète, pain complet, pâtes complètes, couscous complet...) • Et surtout les variétés anciennes de blé comme le petit épeautre +++ (le plus intéressant, car il contient assez peu de gluten, et bien moins que l'épeautre), l'épeautre, le kamut. • Seigle • Avoine • Orge
• Pâtes blanches - • Pâtes sans gluten à la farine de riz - -	• Pâtes complètes + (gluten) • Pâtes de petit épeautre ++ (gluten) • Pâtes 100 % sarrasin ++ (sans gluten)
Pain blanc, brioche, biscottes	• Pain au blé complet bio au levain + (gluten) • Pain noir allemand + (gluten) • Pain au petit épeautre complet bio au levain ++ (peu de gluten) • Pain au sarrasin complet bio au levain +++ (sans gluten) • Crêpes ou pancakes 100 % sarrasin +++ (sans gluten) • Biscottes complètes
Céréales de petit-déjeuner type corn flakes, céréales soufflées, flocons de riz et de châtaigne, tous les granolas, et même les mueslis contenant des fruits secs, du chocolat...	Flocons de céréales nature, et principalement des flocons d'avoine et de sarrasin .../...

Riz blanc	• Riz complet • Et surtout autres céréales à index glycémique plus bas (quinoa, sarrasin, petit épeautre…)
Maïs (en boîte, épis, farine, polenta, galette de maïs soufflé, produits sans gluten à base de maïs)	Céréales à index glycémique plus bas
Toutes les préparations à base de céréales soufflées : biscottes sans gluten type « Pain des fleurs », galettes soufflées de riz/maïs ou autre céréale, muesli contenant des céréales soufflées… Tout ce qui est soufflé a un IG haut.	Pain complet, crêpes ou pancakes maison au sarrasin…
Aliments à index glycémique haut	Aliments à index glycémique bas
Cuisine industrielle (sel +++, sucre +++, conservateurs, graisses hydrogénées saturées, exhausteurs de goût, perte de vitamines, oligoéléments…)	Cuisine maison
• Produits laitiers à base de lait de vache - - - • Lait et yaourts de brebis/chèvre - -	• Fromage de chèvre ou de brebis - • Et surtout alternatives végétales à base d'oléagineux, céréales, légumineuses (lait d'amande, crème de soja, d'amande, d'avoine…, fromages végétaux)
Fruits séchés	Fruits frais et éventuellement abricots secs (IG 35)
Fruits à IG élevé : banane, melon, dattes	Fruits à IG moyen ou bas (fraise, framboise, pamplemousse, orange, kiwi)
Légumes à IG haut : pommes de terre, patates douces, carottes cuites, betteraves cuites	Légumes à IG bas. (Si vous mangez un légume à IG haut, contrebalancez en mangeant beaucoup de légumes à IG bas à côté, et notamment des feuilles vertes crues.)

Allez faire les courses

Vous trouverez en annexe une liste de courses très complète. Bien sûr, tout n'est pas à acheter, et surtout pas tout d'un coup ! Mais cela vous donnera une idée de ce que j'ai dans mon placard et mon frigo, qui me permet de cuisiner sans sucre au quotidien.

Les astuces alimentaires

Adaptez votre petit-déjeuner

Il est primordial de bien manger le matin pour éviter les envies de sucre tout au long de la journée. Si l'on commence par un pic d'hyperglycémie dès le matin, on risque d'avoir envie de sucre toute la journée.

Il n'existe pas une seule et unique définition du « bon petit-déjeuner ». Un bon petit-déjeuner, c'est un petit-déjeuner qui n'engendre pas d'hypoglycémie, qui donne une énergie durable toute la matinée, après lequel on n'a pas envie de manger (du sucre) dès 10 ou 11 heures...

Pour certaines personnes qui ont une glycémie stable, ça peut vouloir dire ne rien manger. Seulement, dans le cadre de la détox du sucre, je vous recommande de rassurer votre corps en lui donnant ce dont il a le plus besoin le matin : des protéines et du gras.

En temps normal, en dehors de la détox du sucre, vous pouvez tout à fait consommer des petits-déjeuners contenant fruits, légumes et oléagineux (type smoothie, smoothie bowl, « Miam-Ô-Fruit » de France Guillain...). Mais dans le cadre de la détox du sucre, il vaut mieux choisir un petit-déjeuner salé, gras et protéiné, qui vous permettra de contrôler plus facilement l'index glycémique de votre repas, et petit à petit de ne conserver qu'un seul moment sucré par jour, l'après-midi.

ıples de petits-déjeuners

›rsion 1

- Pain bio de petit épeautre au levain, de seigle (avec gluten) ou de sarrasin (sans gluten)
- Ou pain noir allemand
- Ou pancake de sarrasin maison (recette p. 138)
- Avec au choix :
  - purée d'amandes, noisettes, noix de cajou, cacahuètes... ;
  - beurre bio, ou fromage de chèvre ou de brebis – si pas d'intolérance et deux fois par semaine maximum tous repas confondus ;
  - 1 ou 2 œufs bio ;
  - produits de la mer biologiques ou issus de pêches durables, et maximum deux-trois fois par semaine pour éviter les métaux lourds (privilégier les petits poissons des mers froides : sardine, maquereau, hareng... et de temps en temps saumon ou truite bio), foie de morue, œufs de saumon ou de truite bio... ;
  - viande (bon jambon artisanal, rillettes de poulet maison...) ;
  - un avocat + quelques graines de sésame ou gomasio ;
  - une tomate bien mûre, un concombre + huile d'olive (en été) ;
  - houmous de pois chiches ou purée de légumineuses maison ;
  - tofu (fumé, lactofermenté, aux herbes...) ;
  - tartare d'algues ;
  - amandes trempées toute une nuit dans de l'eau, puis rincées (permet de les réveiller comme les graines germées).
- Un légume vert : un peu de salade (mâche, roquette), du concombre, de la courgette, des graines germées...
- 1 à 3 cs de mélange d'huiles à ajouter à la fin

Version 2

- Galette 100 % sarrasin (à acheter en magasins bio ou supermarché)
- Avec au choix :
  - 1 ou 2 œufs bio ;
  - 1 tranche de hareng fumé ;
  - du fromage de chèvre ou de brebis – si pas d'intolérance et trois fois par semaine maximum tous repas confondus.
- Un légume vert : un peu de salade (mâche, roquette), du concombre, de la courgette, des graines germées...

Voir les autres recettes de petits-déjeuners dans la partie IV « Mes super recettes » (p. 135).

Mangez plus d'acides gras originels

« Mon Dieu, il va falloir que je mange plus gras ? » J'entends déjà les étendards antigras se lever ! C'est normal, dans nos inconscients, le gras, c'est l'ennemi : celui qui fait grossir et bouche nos artères.

Mais le bon gras, c'est important pour notre corps ! Et pour arrêter le sucre, nous avons besoin de manger plus gras pendant le début de la cure. Après, notre organisme va s'habituer, retrouver son équilibre, et l'on pourra diminuer la quantité d'acides gras naturellement.

LES OMÉGA-3

Nous en manquons énormément, car nous n'en mangeons pas assez et que notre organisme les utilise beaucoup, du fait du stress.

Où les trouver ?

1 Sources animales :

- les petits poissons gras des mers froides : sardines, maquereaux, harengs, anchois sont de bonnes sources d'oméga-3, et comme ils sont en début de chaîne alimentaire, ils sont plus préservés des métaux lourds. Le saumon sauvage est à éviter, car il contient beaucoup de métaux lourds. Et le saumon d'élevage contient en général peu d'oméga-3 du fait de son alimentation inadaptée et de ses conditions d'élevage (souvent déplorables). À ne consommer qu'occasionnellement donc.

2 Sources végétales :

- graines de lin, de chia, de chanvre et noix ;
- les huiles de colza, lin, chanvre, noix, germe de blé, cameline ou encore périlla. Attention, ces huiles ne se conservent pas plus de trois mois, et dans votre frigo ! Privilégiez donc l'achat de petites bouteilles. Attention ! Pour préserver les oméga-3, il ne faut pas les cuire (ou alors, pour les poissons, à la vapeur douce).

.../...

Quelle quantité ?

Pour obtenir la dose idéale d'un à deux grammes par jour, il faut consommer au quotidien environ 3 cuillères à soupe d'huiles oméga-3 par jour (au petit-déjeuner, dans les crudités, après la cuisson). La consommation d'une ou deux portions de petits poissons gras des mers froides par semaine peut s'ajouter à cela pour garantir une source supplémentaire de bons acides gras faciles à assimiler.

Les bons acides gras vont rassurer votre corps et calmer les envies de sucre. Tout en nourrissant votre cerveau, ils vont calmer votre système nerveux. Ils sont beaucoup plus rassasiants que le sucre, et envoient un signal de satiété rapidement, si bien que nous ne pouvons en consommer que de petites quantités.

Mon conseil : consommez des acides gras à chaque repas.

Oui, mais lesquels ?

- Mangez des oléagineux (amandes, noisettes, graines de courge grillées…).
- Tartinez votre pain de purée d'oléagineux ou de beurre de coco.
- Utilisez l'huile d'olive ou de coco pour la cuisson.
- Ajoutez de bonnes huiles de lin, de noix, de colza, de chanvre… dans vos salades ou sur vos plats.
- Faites une cure d'avocats et d'olives.
- Augmentez votre consommation d'œufs.
- Mangez des poissons gras, du foie de morue, des œufs de poisson.
- Si vous les tolérez bien, consommez du beurre ou du fromage de chèvre ou de brebis.
- Et si vous le désirez, ajoutez un peu de viande grasse ou de la graisse de canard.

L'HUILE DE COCO

L'huile de coco contient principalement des acides gras saturés. Ces acides gras ont mauvaise réputation (même si nous en avons besoin, en petite quantité). Or ceux de l'huile de coco ne sont pas comme les autres, pour deux raisons :

- la noix de coco est composée de 50 % d'acide laurique, qui protège le système cardiovasculaire et aide à baisser le taux de mauvais cholestérol (LDL) et à augmenter le bon (HDL). Elle est bonne pour le cœur !
- les acides gras de la noix de coco sont des acides gras à chaîne moyenne, qui sont rapidement décomposés par notre organisme, et n'ont pas besoin d'être émulsionnés par la bile. C'est donc une source d'énergie rapide qui ne demande pas beaucoup de travail au foie. Ce qui n'est pas négligeable, car la détox du sucre donne beaucoup de travail au foie.

Cette huile est parfaite pour la cuisson car elle tolère bien la chaleur, mais aussi pour les pâtisseries car sa texture s'approche de celle du beurre.

Mangez plus protéiné

Les protéines sont comme les briques de notre corps, sans elles, nous nous écroulons. Elles rassurent notre organisme, ce qui permet de limiter les fringales de sucre.

Les sources de protéines les plus connues sont les sources animales, comme la viande, le poisson, les crustacés, les œufs, les produits laitiers. Cependant, les végétaux contiennent aussi beaucoup de protéines.

Les protéines animales apportent systématiquement les 8 acides aminés essentiels (AAE) qui forment une protéine. Les sources de protéines végétales, quant à elles, sont souvent insuffisamment chargées en un ou plusieurs AAE. C'est pour cette raison qu'on préconise souvent aux végétariens ou végétaliens d'associer céréales et légumineuses : un repas contenant du riz et des lentilles permet d'assurer un apport suffisant des 8 AAE. Les seuls végétaux contenant les 8 AAE sont la spiruline, la plupart des algues et le quinoa.

On sait aujourd'hui qu'il ne faut pas abuser des protéines animales, car elles deviennent acidifiantes lorsqu'elles sont consommées en trop grande quantité. Alors, que vous soyez omnivore, flexitarien, végétarien ou végétalien, ajoutez des protéines végétales à votre régime.

Liste de végétaux particulièrement chargés en protéines[1]		
Aliment	**Portion**	**Protéines**
Graines de chanvre	30 g	10 g
Amandes	30 g	6 g
Poudre de protéine de chanvre	30 g	13 g
Algues de mer (nori, dulse...)	50 g	23 g
Spiruline	10 g (= 2 cc bombées)	6 g
Protéines de soja texturées	100 g	50 g
Tofu	½ tasse	6 g
Tempeh	½ tasse	15 g
Lentilles	½ tasse	9 g
Haricots blancs	½ tasse	8 g
Farine de sarrasin	½ tasse	11,5 g
Quinoa cuit	½ tasse	4 g

Pour comparaison :

- 100 g de viande = 20 g de protéines ;
- 1 œuf = 6 g de protéines (autant que 10 g de spiruline !).

Calculez votre besoin quotidien : 0,80 g × votre poids (en kg).

Attention, ce chiffre varie en fonction de votre activité sportive, de votre âge, et si vous êtes enceinte.

1. Source : Matt Frazier, *Se nourrir, marcher, courir vegan*, Hugo Sport, 2015.

Quelques recettes à tester cette semaine

- Avocado toast (p. 137)
- Œuf poché (p. 138)
- Crème de chia à la noix de coco (p. 139)
- Pancakes au sarrasin (p. 138)
- Beurre de coco maison (p. 156)

Les douceurs (permises en cas d'envie)

- Tarte banane-chocolat (p. 159)
- Banana bread (p. 158)
- Mousse chocolat-banane (p. 158)

Évitez de grignoter, mais offrez-vous une collation plaisir par jour !

La différence entre grignotage et collation est que le grignotage n'est pas réfléchi et consiste à manger ce qui traîne, de manière souvent compulsive… Tandis que la collation est choisie en conscience et préparée en amont. Et quand on grignote, on fait facilement de mauvais choix alimentaires !

Quelques clés pour éviter de grignoter :

- Réfléchissez à votre collation, et mangez-la systématiquement dans l'après-midi, et aussi dans la matinée si besoin.
- Prenez l'habitude d'avoir toujours avec vous de quoi faire une collation facile et rapide (par exemple : une petite boîte contenant des oléagineux).
- Retirez autant que possible les sources de tentation à portée de main.
- Lorsque vous avez envie de grignoter (en dehors de la collation), vérifiez que ce n'est pas une sensation de soif : buvez un grand verre d'eau ou une tisane.
- Respirez profondément pour retrouver le calme intérieur… Et si vous le pouvez, allez marcher, ou faites du sport.

Rien de tel donc que de vous préparer une bonne collation, qui vous donne envie tout en vous faisant du bien. En chrononutrition, le moment le plus adéquat pour manger du sucre est l'après-midi, entre 16 et 17 heures, car cela optimise la fabrication de la sérotonine (hormone du sommeil, de la relaxation…).

La première semaine de la cure, évitez toutes les sources de sucre blanc, concentré, industriel… Vous pouvez encore consommer des fruits, des fruits cuits (compotes sans sucre ajouté, pomme au four…), un peu de chocolat noir à plus de 80 %, et même des pâtisseries maison à base de sucre de coco ou de fruits cuits.

Souvenez-vous, c'est d'abord le sucre qu'on souhaite arrêter ! Ne vous préoccupez pas de la quantité, notamment d'acides gras : en début de cure, on s'aide en mangeant plus gras que d'habitude.

Et si vous êtes très habitué à grignoter, commencez par arrêter le sucre, pas le grignotage ! Si vous arrêtez tout d'un coup, ça n'ira pas. Choisissez simplement de bonnes collations, et faites-en plusieurs dans la journée si besoin (une le matin, une l'après-midi).

Exemples de collations

- Une compote sans sucre ajouté avec des oléagineux et/ou des flocons d'avoine
- Un fruit frais avec de la purée d'oléagineux : testez poire-banane et purée de noisettes, c'est délicieux !
- Une belle poignée d'oléagineux avec un ou deux carrés de chocolat noir à plus de 80 %
- Des oléagineux et 1 ou 2 fruits séchés (figue, abricot…)
- 1 ou 2 tranches de pain complet avec de la purée d'amandes
- Une portion d'une pâtisserie maison faite avec du sucre de coco ou des fruits cuits
- Eau, tisane, lait d'amande à la cannelle…

Diminuez les IG élevés

Remplacez toutes vos céréales blanches par leur équivalent complet ou ½ complet, et évitez de consommer trop de légumes à IG élevé type pommes de terre (voir tableaux des index glycémiques en annexe p. 165).

Diminuez ou arrêtez l'alcool

Le vin rouge est l'alcool le moins néfaste. Il est moins sucré que le vin blanc, le champagne, les alcools forts, le cidre ou la bière, dont il faut particulièrement se méfier car elle a un index glycémique très haut et qu'elle nourrit la mauvaise flore intestinale.

Si vous avez une consommation quotidienne d'alcool et qu'il vous semble impossible d'arrêter d'un seul coup, faites une transition. Commencez par diviser votre consommation par deux la première semaine, puis encore par deux… jusqu'à arrêter complètement.

Si vous sentez que vous avez besoin de l'aide d'un addictologue, n'hésitez pas à en rencontrer un avant de commencer la cure de libération du sucre. L'alcool est très sucré, et c'est un excitant qui perturbe l'équilibre des neuromédiateurs et encourage les envies de sucre. Il vaut donc mieux s'être libéré de cette addiction pour pouvoir faire la cure sereinement.

Le truc en plus : demandez de l'aide à vos proches

Se sevrer d'une addiction au sucre demande courage et persévérance. Un peu de soutien ne sera pas superflu ! Vous pouvez faire en sorte de vous attirer encouragements et bienveillance de la part de votre entourage (plutôt que bâtons dans les roues) avec de simples techniques.

Comment faire en sorte que votre famille, vos amis ou vos collègues vous aident ? En co-mmu-ni-quant ! Si vous les incluez dans votre démarche et qu'ils la comprennent, vous aurez un meilleur accueil. Car oui, la cure sans sucre peut réveiller beaucoup de peurs, de culpabilité, et aussi de jugement de la part de votre entourage.

Rassurez-les en leur disant que votre démarche est personnelle (ils n'auront pas à vous suivre s'ils ne le désirent pas). Évitez les conseils et les sermons, qui ne vous apporteront que du rejet. La meilleure façon de les accompagner dans le changement sera de leur donner l'exemple de vous en bonne santé, libre de l'emprise du sucre, plein d'énergie et de vitalité. Ça vaut mieux que tous les grands discours !

Expliquez-leur votre démarche, vos motivations, vos besoins. Pour cela, parlez toujours à la première personne, exprimez vos ressentis personnels et évitez les théories. Puis demandez-leur s'ils seraient d'accord pour vous accorder leur bienveillance et leur aide dans votre démarche.

En cas de difficultés, vous pouvez utiliser la communication non violente. Basez-vous sur la technique donnée au chapitre précédent (voir « Observez ce qui se passe en vous ! » p. 75), mais cette fois-ci pour vous adresser à quelqu'un.

EXEMPLES DE DEMANDES À FAIRE À VOTRE ENTOURAGE

- À votre famille
  « Seriez-vous d'accord pour changer quelques habitudes de la maison afin de m'accompagner dans ma démarche ? » ; « Que diriez-vous d'acheter moins de sucreries, ou de les conserver dans un endroit spécial pour que je ne les voie pas ? » ; « Dans les semaines à venir, je vais tester des recettes et des aliments un peu différents (par exemple : riz complet plutôt que riz blanc), est-ce que ça vous dit de tester avec moi ? ».
  Le but est de les préparer au changement avec douceur, pour ne pas vous retrouver avec un conjoint ou des enfants qui râlent devant ce plat de pâtes complètes pourtant préparé avec amour.
- À vos collègues qui vous proposent sans cesse des gâteaux
  « Dans les prochaines semaines, je vais diminuer ma consommation de sucre. Ça m'aiderait beaucoup si vous évitiez de m'en proposer, car c'est difficile pour moi de résister ! »
- À un ami qui vous invite à dîner
  Demandez-lui quel est le menu, et proposez-lui d'apporter un plat que vous pouvez manger… Ou s'il a prévu du riz blanc, apportez du riz complet… et de la salade verte ou un autre légume vert pour contrebalancer au cas où l'index glycémique du repas serait plus haut que prévu.

Semaine 2

Les objectifs de la semaine

Objectif n° 1 : retirez tous les apports de sucre concentré

Retirez tous les sucres, même ceux qui sont considérés comme « bons » (sucre de coco…). Conservez les fruits et les compotes sans sucre ajouté.

Objectif n° 2 : ajoutez d'autres aliments et essayez de nouvelles associations alimentaires

Soutenez votre corps en continuant les acides gras et les protéines, comme pour la première semaine, tout en ajoutant de nouveaux éléments (aromates, épices…). Faites attention à faire de bonnes associations alimentaires, afin de mieux digérer et de conserver toute votre énergie.

Comment s'y prendre ?

Les astuces alimentaires

Nourrissez vraiment votre corps à midi

Souvent, nous négligeons le déjeuner par manque de temps ou de choix. Or ne pas manger suffisamment rassasiant, complet et riche en nutriments à midi encourage les envies de sucre l'après-midi.

Quelques conseils pour des déjeuners au top :

- Évitez le sandwich sur le pouce (très riche en sucre et peu nourrissant pour vos cellules), et optez pour une lunch-box maison, qui vous demandera un peu plus de temps et d'organisation, mais sera d'une grande aide dans la détox du sucre.
- Prenez le temps, faites une vraie pause loin de votre ordinateur, et mastiquez ! Vous digérerez bien mieux.
- Choisissez des aliments rassasiants comme les légumes (surtout lorsqu'ils sont crus), et les aliments contenant des fibres : légumineuses, céréales complètes et oléagineux.

- Commencez tous vos repas par des légumes crus (en quantité plus ou moins importante en fonction de votre tolérance digestive).
- Si vous mangez à la cantine, faites les meilleurs choix possible, et n'hésitez pas à apporter une boîte de graines germées, votre propre sauce de salade, des oléagineux… Tout ce qui pourrait vous aider.

Testez quelques recettes

- Poêlée de sarrasin grillé (p. 142)
- Soupe aux lentilles corail et au lait de coco (p. 143)
- Tofu tout simple (p. 143)
- Frites de patates douces au four (p. 146)
- Salade de haricots verts (p. 147)
- Tarte courgettes et citron sans gluten (p. 148)
- Steaks végétaux express (p. 149)
- Jus un peu sucré (p. 152)

Et si vous mangez au restaurant ?

- Refusez la corbeille de pain pour éviter d'être tenté tout au long du repas.
- Évitez les frites et les pommes de terre.
- Prenez une entrée (voire une deuxième entrée !) plutôt qu'un dessert.
- Évitez les restaurants asiatiques pendant cette période : il y a du sucre ajouté dans la plupart des plats des restaurants japonais, vietnamiens, thaï ou chinois. Riz blanc, riz des sushis/makis (dans lequel on ajoute du sucre et du vinaigre), nouilles sautées (à base de riz blanc), et tout ce sucre ajouté dans le bo bun, la salade de chou, le pad thaï… Choisissez un restaurant dont la cuisine vous convienne !

SÉPAREZ PROTÉINES ANIMALES ET CÉRÉALES !

Constituez votre repas en faisant attention aux bonnes associations alimentaires, qui vous éviteront les coups de barre du début d'après-midi. Pour cela, consommez séparément les protéines animales et les céréales.

Pourquoi ? Car les protéines animales et les céréales ne se digèrent pas du tout de la même manière, si bien que lorsqu'on les mélange, la digestion est plus longue et laborieuse... Ce qui nous fatigue... et nous donne plus d'envies de sucre.

Cette dissociation alimentaire n'est pas à faire à tout prix à tous les repas : faites-la surtout si vous avez facilement des coups de barre après les repas.

Exemples de déjeuners

- Une portion de crudités (plus ou moins importante selon la tolérance digestive), contenant notamment des légumes feuilles (salade, pousses d'épinard...) et/ou des graines germées, avec une vinaigrette contenant de bonnes huiles. Saupoudrez le tout de graines oléagineuses (gomasio, sésame, graines de courge, de chia, de tournesol...).
- Avec au choix :
  - *possibilité n° 1* : protéines animales et légumes cuits (ex. : saumon et haricots verts, omelette et ratatouille, poulet et courgettes rôties...) ;
  - *possibilité n° 2* (protéines végétales) : ¾ de céréales, ¼ de légumineuses et légumes cuits (ex. : 3 cs de couscous d'épeautre + 1 cs de pois chiches + des légumes de couscous, ou 3 cs de quinoa + 1 cs de houmous + des légumes rôtis au four, ou 3 cs de riz complet + 1 cs de tofu + des légumes sautés au wok...) ;
  - *possibilité n° 3* : légumes et céréale peu sucrée (ex. : poêlée de légumes cuits et quinoa) ;
  - *possibilité n° 4* : légumes et légumineuses (ex. : brocolis sautés avec sauce soja et ail, et du tofu ou des lentilles).
  - Les légumes sont à consommer à volonté.

– Pas de dessert ou alors quelques amandes, et éventuellement un carré de chocolat entre 80 et 100 % de cacao, 1 compote sans sucre ajouté, 1 petite pomme au four.

Évitez les desserts

« J'évite les desserts, surtout le midi, ça casse l'énergie. » Mathilde G., 38 ans.

Avez-vous déjà remarqué que lorsqu'on mange un dessert à midi, on a plus facilement une fringale vers 16-17 heures et un gros coup de barre dans l'après-midi ? Les desserts, en augmentant la glycémie, en accélérant la digestion et en faisant fermenter le bol alimentaire, entretiennent le cercle infernal de l'envie de sucre. Une des premières choses à faire lorsqu'on veut se débarrasser de son addiction au sucre et améliorer sa digestion, c'est d'arrêter les desserts.

Autant vous dire que lorsque je propose cette solution au cabinet, j'ai un festival de mines déconfites face à moi ! J'observe aussi le genre de réactions de Mathieu D., 35 ans, informaticien : « Le sucre, c'est un plaisir, une petite douceur qui finit le repas. Sans dessert sucré, je n'ai pas l'impression d'avoir fini de manger. »

Exemples de desserts

- Fruits cuits (compote, pomme au four...)
- Amandes
- Un carré (maximum) de chocolat à 80 %
- Chocolat noir 98 % à 100 %
- Fèves de cacao cru
- Tisane digestive

Les recettes de douceurs de la semaine

- Poire, noisettes et chocolat (p. 155)
- Yaourt et copeaux de coco (p. 155)
- Les biscuits d'Aurore (p. 156)
- Beurre de coco (p. 156)
- Crumble cru pomme-poire (p. 157)

Attention, l'idée n'est pas de se priver *ad vitam aeternam* de desserts. C'est simplement de ne plus être accro, et de pouvoir s'en passer pour ne pas en manger à la fin de chaque repas.

Alors, comment fait-on pour arrêter les desserts ?

Plusieurs solutions s'offrent à vous :

- si vous n'êtes pas tellement accro aux desserts, passez-vous en, tout simplement ;
- si vous êtes prêt à faire l'effort d'arrêter les desserts, mais que l'idée de ne pas en manger de la journée vous fend le cœur, commencez par déplacer votre dessert dans l'après-midi pour le « moment sucré » de la journée ;
- si vous sentez qu'il vous serait très très difficile d'arrêter les desserts, remplacez-les. L'important ici, c'est la quantité (plus on consomme de sucre, plus on risque d'engendrer de la fermentation) et la qualité du sucre choisi. La fausse bonne idée, ce serait de prendre un fruit frais (voir « La digestion des fruits » p. 118). En revanche, on peut prendre quelques amandes, une petite compote sans sucre ajouté, une pomme au four...

En cas d'envie de chocolat, essayez le chocolat à 98 % ou 100 % de cacao. C'est un peu amer, mais les amateurs de sensations fortes y trouveront leur bonheur. Et pour les autres, si vraiment c'est trop dur, vous avez encore droit à un carré par jour de chocolat à plus de 80 % de cacao pendant la semaine 2 !

Boire une tisane peut aussi bien aider, surtout quand elle a un léger goût sucré naturellement, comme c'est le cas pour l'anis étoilé (grand digestif), la cannelle (hypoglycémiante) ou les tisanes à l'écorce de cacao de la marque Yogi Tea®.

Certains desserts non sucrés peuvent aussi vous aider. Pour compenser l'absence de sucre, n'hésitez pas à user et abuser de cannelle, qui, en plus de donner un goût doux, est aussi hypoglycémiante. Un peu de vanille aide aussi.

Aidez-vous des fruits pour arrêter le sucre concentré

La semaine 2, on arrête toutes les sources de sucre ajouté, mais les fruits, c'est permis ! Aidez-vous en les consommant à volonté, en dehors des repas.

LA DIGESTION DES FRUITS

Où l'on découvre que manger des fruits en fin de repas, en fait, c'est une mauvaise idée...

Pourquoi ? Les fruits se digèrent très rapidement : maximum 30 minutes. Ils passent par l'estomac mais n'y séjournent pas, car ils sont digérés au niveau de l'intestin grêle. Lorsqu'on mange un fruit en fin de repas, il est bloqué par le reste du bol alimentaire qui a besoin de temps pour être digéré (minimum 2-3 heures). Comme le fruit n'est pas censé rester si longtemps dans l'estomac, il engendre de la fermentation (gaz, ballonnements...).

La seule association possible avec les fruits crus est la suivante : fruits + légumes et/ou oléagineux. Par exemple : un smoothie contenant banane, poire, épinards et lait d'amande.

Je préconise donc de consommer les fruits crus :
- 30 minutes avant les repas ;
- 2-3 heures après les repas ;
- ou de les associer dans le repas avec des aliments qui conviennent.

En revanche, quand ils sont cuits, les fruits peuvent être consommés en fin de repas.

Ajoutez des épices et aromates hypoglycémiants à vos repas

La cannelle, l'ail, le cumin, le fenugrec (et notamment les graines germées de fenugrec), le curcuma, le gingembre et le persil sont connus pour aider l'organisme à stabiliser sa glycémie. Chaque jour, ajoutez-les dans vos plats et buvez-les en tisane.

Buvez plus d'eau

Vous allez entrer dans une période de détox. Il faut donner à votre corps la possibilité de bien éliminer les toxiques et toxines accumulés.

Buvez au minimum 1,5 litre d'eau par jour.

Il est important de boire surtout de l'eau (et pas que des tisanes ou du thé), car c'est la seule boisson qui est assimilée directement par l'organisme. Vous pouvez aussi boire des tisanes et du thé, mais votre boisson principale doit rester l'eau.

Exemples de collations

- *Idem* semaine 1, mais on évite les pâtisseries et les fruits séchés.
- Fruits frais à volonté (en dehors des repas).

Le truc en plus : arrêtez-vous !

Nous l'avons vu dans la description des différents profils : la consommation de sucre est souvent liée à un état de stress, d'anxiété, de nervosité, d'angoisse ou de déprime. Que vous vous sentiez très concerné ou pas tant que ça, introduire de petits moments de pause dans votre vie ne peut qu'améliorer votre relation au sucre.

Alors, domptez votre système nerveux !

Notre système nerveux autonome est formé de deux branches :

- l'orthosympathique : activité intense (physique et intellectuelle), alerte, danger, combat, fuite, stress, anxiété, angoisse, muscles et mâchoire contractés, tension artérielle augmentée... ;
- le parasympathique : relaxation, sommeil, détente, bonne digestion, appétit sexuel, détox et régénération de l'organisme...

En fonction de nos actions et de nos pensées, nous nous branchons en alternance sur l'un ou sur l'autre.

Le corps est bien fait : si nous sommes attaqués par un tigre dans la jungle, ce n'est pas le moment de digérer ! Pour nous protéger et nous donner tous les moyens de combattre ou de fuir, notre cerveau dilate les bronches, accélère l'activité cardiaque et respiratoire, augmente la tension artérielle... et stoppe les sécrétions de sucs digestifs et les mouvements naturels de l'intestin.

Le problème est que les moments passés en parasympathique sont aujourd'hui réduits à peau de chagrin, si bien que, sans cesse stressés, nous nous étonnons de moins bien digérer, d'avoir le foie surchargé et une libido en berne…

Non seulement nous n'équilibrons pas assez le travail et le repos, mais au fil du temps notre cerveau s'est mis à confondre les menaces à notre survie et les menaces à notre ego. Il suffit que la personne à qui l'on parle émette un signe de désapprobation pour que notre cerveau déclenche la sécrétion des hormones du stress : adrénaline, noradrénaline et cortisol, exactement comme nos ancêtres dans la jungle.

Si vous voulez intégrer plus de sens à votre vie, apprivoiser votre stress et apaiser votre rapport à la nourriture, il va falloir apprendre à vous arrêter. Arrêter la course incessante d'une activité à l'autre, d'une pensée à l'autre. Dans son ouvrage *On est foutu, on pense trop !*[1], Serge Marquis parle du phénomène du « petit hamster intérieur », qui court sans cesse dans notre tête et que nous ne savons pas arrêter. Il explique : « Si l'attention est accaparée par la course du hamster, elle n'est plus disponible pour être dans le présent, car l'attention ne peut pas être à deux endroits en même temps. »

Je vous préviens d'emblée : le bouton « off » n'existe pas. Apprendre à arrêter le flux continu des pensées, c'est comme apprendre à faire du vélo : ça demande du courage, de l'entraînement et de la persévérance. On tombe, et on recommence, jusqu'à ce qu'on y arrive !

1. Dr Serge Marquis, *On est foutu, on pense trop ! : Comment se libérer de Pensouillard le hamster*, Points, 2016.

EXERCICES PRATIQUES

Pour calmer le système nerveux, il est très efficace de se concentrer régulièrement sur sa respiration. Quand on gonfle volontairement l'abdomen, on étire le diaphragme, ce qui stimule le système nerveux parasympathique et le nerf pneumogastrique, qui remonte vers le cerveau et lui donne l'information d'arrêter la sécrétion des hormones du stress.

Commencez par inscrire dans votre journée quelques moments d'arrêt :

✔ Le matin au réveil

Juste après que votre réveil a sonné, allongez-vous sur le dos, la tête droite, les jambes écartées et les paumes de mains tournées vers le ciel (posture de yoga shavasana). Portez votre attention sur votre respiration. Observez la sensation de l'air qui entre et sort de vos narines. Amenez l'air jusque dans votre ventre, qui se gonfle et se dégonfle comme un ballon. Il n'y a pas de limite de temps. Vous pouvez le faire 5, 10, 15 minutes, à votre guise. Pour contrôler le temps, programmez une application comme « Mindfulness Bell » pour faire sonner une cloche régulièrement. Si vous avez peur de vous endormir, faites-le en position assise.

Ajoutez une petite phrase de motivation comme celle de Thich Nhat Hanh, maître zen, qui m'accompagne chaque matin au réveil : « M'éveillant, je souris, mes 24 heures sont toutes nouvelles. Je fais le vœu de les vivre pleinement, en posant sur le monde, les êtres et sur moi-même les yeux de l'amour. »

✔ Dans votre journée, au travail

Arrêtez-vous régulièrement pour observer ce qui se passe dans votre tête : « Comment est-ce que je me sens ? » Dès que vous vous sentez tendu, prenez une minute de pause. Mettez l'ordinateur/le téléphone en veille, si besoin mettez des écouteurs avec une musique qui vous détend pour vous couper du bruit ambiant. Fermez les yeux, posez vos mains sur votre ventre, et faites plusieurs respirations profondes. Recommencez aussi souvent que nécessaire.

✔ Le soir, au coucher

Tous les soirs, juste avant de vous endormir, allongez-vous dans votre lit et reprenez l'exercice de respiration du matin.

Vous pouvez ajouter l'exercice des « 3 kifs par jour » de Florence Servan-Schreiber. Le principe ? Dire « merci » pour trois belles choses de votre journée. « Merci moi d'avoir pris soin de moi », « Merci au soleil d'avoir brillé aujourd'hui », « Merci à ce passant qui m'a souri gentiment »... Ressentez autant que possible la gratitude dans votre cœur, même pour de petites choses toutes simples.

✔ En mangeant

Faites l'exercice de commencer chaque repas avec une profonde respiration. Puis commencez à manger paisiblement, en mastiquant. Thich Nhat Hanh préconise de mastiquer 30 fois avant d'avaler ! Sans forcément en arriver là, vous pouvez déjà commencer à porter plus d'attention à votre mastication à chaque début de repas. Vous verrez, même si vous ne le faites que quelques minutes, ça changera vraiment la suite de votre repas.

Semaine 3

Les objectifs de la semaine

Cette semaine est celle qui vous demandera le plus d'effort et de courage, car vous allez diminuer au maximum le sucre, pour vous passer de l'habitude du goût sucré.

Si arrivé à la fin de la semaine 2, vous sentez qu'il est trop tôt pour passer à l'étape 3, vous pouvez tout à fait faire une semaine supplémentaire sur le même mode que la semaine 2 avant de passer à la semaine 3. À vous d'individualiser cette cure en fonction de votre ressenti.

Objectif n° 1 : mangez le moins de sucre possible

Retirez complètement toute forme de goût sucré pendant une semaine afin de vous en déshabituer complètement. Continuez sur la lancée des deux premières semaines, en retirant fruits et chocolat (si vous en mangiez encore).

Si votre profil est « émotionnel », vous pouvez garder un ou deux fruits par jour, et ne faire qu'une, deux ou trois journées sans sucre dans votre semaine. Ce sera déjà très bien !

Objectif n° 2 : soutenez votre organisme pendant la détox

En ne mangeant pas ou peu de sucre, vous allez entrer en détox. Il va donc vous falloir accompagner votre corps dans le processus, *via* une stimulation des organes et de l'activité physique.

Comment s'y prendre ?

Les astuces alimentaires

Continuez sur la même lancée que précédemment, en ajoutant les conseils suivants.

Aidez-vous de collations non sucrées

Pour tenir le coup, il faut vous aider de collations non sucrées, qui vous font plaisir et vous évitent faim et frustration.

Astuces :

- Buvez beaucoup d'eau chaude avec du gingembre, du citron, de la menthe fraîche.
- Ayez toujours des bâtonnets de carotte, concombre, courgette découpés à disposition dans le frigo, à manger seuls ou avec du houmous en cas de petit creux.
- Ayez des œufs durs écalés au frigo, à croquer avec un peu de sel.
- Au goûter, remplacez le fruit par du pain complet de petit épeautre ou de sarrasin avec de la purée d'amandes ou de noisettes, ou du fromage de chèvre.
- Remplacez votre chocolat à 80 % par du chocolat à 98 % de cacao.

Exemples de collations non sucrées

- Bâtonnets de légume
- Un œuf dur à croquer avec un peu de sel
- Un peu de pain complet de petit épeautre, de seigle ou de sarrasin avec de la purée d'amandes ou de noisettes, du fromage de chèvre, du concombre ou de la tomate en été, de la tapenade, du houmous…
- Chocolat à 99 % de cacao

Les recettes de snacks et de jus

- Fromage de noix de cajou (p. 153)
- Tartare d'algues (p. 153)
- Rouleaux à l'algue nori (p. 154)
- Jus détox d'été (p. 151)
- Jus vert rafraîchissant (p. 151)

Mangez plus « vivant »

Manger « vivant », c'est manger des aliments non dénaturés par la cuisson, qui vous apporteront plus de nutriments et d'enzymes, mais aussi plus de vitalité et de satiété.

Augmentez votre portion de légumes crus et de graines germées. Buvez des jus de légumes. Ajoutez aussi des boissons fermentées qui vous apporteront de bonnes bactéries probiotiques comme le kombucha ou le kéfir (à trouver en magasins bio).

Ces aliments apporteront à votre corps une telle satisfaction qu'il vous sera plus facile de ne pas manger de sucre.

Quelques recettes pour manger « vivant » à tester cette semaine

- Soupe crue et chaude aux champignons (p. 144)
- Salade de chou au citron et à la menthe (p. 147)
- Taboulé de chou-fleur (p. 145)
- Soupe froide aux herbes (p. 145)

Arrêtez les index glycémiques élevés

Si vous mangiez encore des aliments à IG haut, supprimez-les.

Le truc en plus : soutenez la détox

Engagez votre corps

Parfois on manque d'énergie, et on mange dans l'espoir d'en retrouver, alors qu'en fait nous aurions surtout besoin de bouger pour nous ré-énergiser. Lorsque vous sentez que vous avez envie de manger du sucre, que vous perdez votre motivation, remettez-vous en action. Levez-vous et allez marcher en respirant profondément… Faites le tour du pâté de maisons en marche rapide, ou quelques sauts sur place, de grands cercles avec les bras, chantez, criez… Trouvez un moyen de transformer vos envies de sucre par le mouvement.

Si vous avez assez d'énergie, allez courir, nager, ou pratiquez votre sport habituel.

Et si vous ne faites pas de sport, reprenez une activité physique quotidienne, ne serait-ce que cinq-dix minutes, ainsi que deux ou trois séances plus longues par semaine.

Si vous n'avez pas déjà une pratique, sachez que nous avons maintenant beaucoup de moyens à notre disposition pour faire du sport :

- salles de sport ;
- coachs sportifs personnels ou à partager entre amis/en famille ;
- courses organisées par des associations, votre ville ;
- vidéos sur YouTube ;
- applications sur smartphone comme « 7 Min Workout ».

Soutenez les cinq organes émonctoires

Foie, rein, intestin, poumon et peau sont les portes de sortie des toxines et toxiques. Ils ont besoin d'être accompagnés dans leur travail pour bien fonctionner.

En faisant du sport, vous allez déjà bien soutenir la détox, car l'activité physique est une des seules techniques à faire travailler les cinq émonctoires en même temps.

Vous pouvez vous aider encore plus en accompagnant la détox avec quelques techniques supplémentaires :

- Massage du corps à sec avec une brosse de massage (à trouver en magasins bio ou sur Greenweez.com), qui permet de stimuler la peau et de détoxifier le foie. Une fois par jour, brossez votre peau jusqu'à obtenir un léger rougeoiement, en partant des extrémités pour revenir vers le cœur.
- Terminez vos douches avec de l'eau froide pour stimuler la circulation sanguine.
- Le foie est l'organe le plus chaud de notre corps, il a besoin de chaleur. Chaque soir, couvrez-le d'une bouillotte, et massez-le avec 2-3 gouttes d'huile essentielle de citron (attention photosensibilisant) dans un peu d'huile.

- Et si vous avez envie d'aller plus loin, renseignez-vous sur le bain dérivatif de France Guillain, sur la douche rectale et l'hydrothérapie du côlon.

Vous pouvez aussi utiliser les plantes :
- Si vous avez tendance à la constipation, consommez 1 cs par jour de poudre de psyllium dans de l'eau.
- Buvez 3 tasses par jour de tisane de fenouil, romarin, thym, aubier de tilleul, ortie, pissenlit...

Semaines 4 et 5

Les objectifs

Objectif n° 1 : réintroduisez les fruits
- Réintroduisez les fruits en quantité raisonnable : 2-3 fruits frais par jour, pas plus.
- Privilégiez les fruits à IG bas ou moyen. Vous pouvez réintroduire un peu de fruits plus sucrés, comme la banane, en limitant la consommation : une demi-banane par jour maximum, et le reste en fruits à IG plus bas.

Objectif n° 2 : gardez le cap

Maintenez vos efforts : ce n'est pas le moment de flancher ! Continuez à suivre toutes les recommandations précédentes.

Comment s'y prendre ?

Les astuces alimentaires

Évitez le café

Le café fait partie des « excitants » en naturopathie (avec le thé, le chocolat, l'alcool, la cigarette...). Il stimule l'organisme, engendrant des pics d'énergie... suivis de chutes. Dans les moments de chute, on a besoin d'un autre café ou de quelque chose de sucré pour se redonner de l'énergie.

Le café finit par épuiser les glandes surrénales. Lorsque vous êtes fatigué, boire du café plusieurs fois par jour revient à donner des coups de cravache à un cheval déjà épuisé. Si l'on continue ainsi sans laisser au cheval la possibilité de se reposer, il finira par s'écrouler. Chez nous, c'est l'épuisement, le burn-out ou la dépression.

Je recommande d'éviter le café, ou de se limiter à un café par jour.

Pour y arriver, voici une méthode douce :

Pour éviter de vous détoxifier dans la douleur, procédez par étapes. L'arrêt brutal peut engendrer fatigue et maux de tête, ce qui n'est pas idéal car cela peut vous démotiver dans votre objectif de détox du sucre.

1. Commencez par diviser votre consommation de café par deux. Si vous consommiez quatre cafés par jour, passez à deux.
2. Consommez des boissons alternatives au café. Celles qui donnent la pêche, mais sans l'effet « down » qui suit : le maté, le rooibos, la tisane de romarin ou de thym, l'eau chaude citronnée/gingembrée, le jus d'herbe d'orge ou de blé...
3. Passez progressivement à un café maximum par jour, ou même pas de café du tout !

Diminuez les acides gras

Si vous mangiez encore beaucoup d'acides gras originels, vous devriez pouvoir commencer à diminuer, pour passer à une consommation plus classique, correspondant à 3-4 cs par jour de bonnes huiles crues, et une petite poignée d'oléagineux.

Mangez léger le soir

Le repas du soir devrait être le moins riche. Mangez surtout des légumes : en salade, en purée, en soupe, au wok, à la poêle, au four... Faites-vous plaisir ! L'idéal, c'est de composer le repas du soir de 80 à 100 % de légumes, associés si besoin avec un peu de quinoa, de lentilles, de poisson, de viande blanche...

Exemples de menus pour le repas du soir

- 80 à 100 % de légumes, en salade, en purée, en soupe, au wok, à la poêle, au four…
- Un peu de quinoa, de légumineuses comme les lentilles, de poisson, de viande blanche.

Faites des monodiètes

Si vous vous sentez à l'aise avec cette idée, faites une ou deux monodiètes par semaine, plutôt le soir (car c'est la nuit que le foie se détoxifie le mieux).

La monodiète consiste à ne consommer qu'un seul aliment (ou groupe d'aliments qui se digèrent de la même manière), le plus bio et de saison possible, pendant un repas, une demi-journée, une journée ou plus si besoin. On mange autant que besoin, à satiété, en n'oubliant pas de bien mastiquer.

C'est une cure de rajeunissement pour notre corps, qui, libéré du poids de la digestion, peut éliminer ses déchets et se régénérer. Un peu comme un jeûne, mais en mangeant !

Vous pouvez faire des monodiètes variées, mais pendant la cure sans sucre, on évitera les classiques compotes de pommes et riz demi-complet (trop sucrés), pour préférer les jus de légumes (sans fruit), les soupes de légumes (sans légumes racines type pomme de terre ou carotte), les bouillons clairs, ou simplement une belle assiette de légumes verts variés. On n'y ajoute pas de gras, pas ou peu de sel, mais on peut y mettre des épices douces (évitez le piment) et des aromates.

Exemples de monodiètes

- Jus de légumes (sans fruit)
- Soupes de légumes (sans légumes racines type pomme de terre ou carotte)
- Bouillons clairs (bouillon de légumes sans les légumes)
- Belle assiette de légumes verts variés

Le truc en plus : une cuisine intuitive et un bon équipement

Mon credo, c'est qu'on peut faire du bien à son corps tout en se faisant plaisir. Si vous tournez en rond avec les trois mêmes recettes et que vous n'avez pas le bon matériel, vous risquez de vous essouffler et de retourner à vos anciennes habitudes.

Soyez créatif

Pour faire un bon assaisonnement, équilibrez les cinq saveurs en choisissant des éléments de chacune de ces catégories. Lâchez-vous, il y a tant de possibilités !

- Salé :
  - sel de mer non raffiné, sel aux herbes (type Herbamare®) ;
  - tamari (sauce soja bio sans gluten) ;
  - pâte de miso (pâte de soja fermenté, à choisir sans gluten et non pasteurisée) ;
  - gomasio (sésame grillé salé) ;
  - algues de mer.
- Doux :
  - purées d'oléagineux (amandes, noix de cajou, noisettes) ;
  - avocat mixé ;
  - huiles douces ;
  - oignons cuits.
- Acide (révélateur de goût) :
  - vinaigre de cidre ;
  - citron/citron vert ;
  - cornichons ;
  - câpres au vinaigre ;
  - tomate ;
  - oseille.
- Amer (se combine très bien avec l'acide) :
  - purée de sésame (ou tahin) ;
  - agrumes (citron vert, zeste d'orange ou de pamplemousse) ;
  - certaines amandes ;
  - endives.

- Piquant :
  - moutarde ;
  - gingembre ;
  - ail, échalote, oignon crus ;
  - piment, piment d'Espelette ;
  - poivre.
- Saveur umami (« délicieux » en japonais) :
  - sauce soja ;
  - sauce tomate, tomates bien mûres, tomates séchées ;
  - algue kombu, algue nori ;
  - champignons shiitakés séchés ;
  - oignon ;
  - certains fromages, poulet, anchois, crabe...
- Aromates (herbes fraîches variées) et épices (curry, cumin, curcuma...).

Exemples de recettes créatives

- Ma sauce à l'avocat (p. 140)
- La sauce qui va avec tout (p. 141)

Pour bien cuisiner, il faut du bon matériel, et notamment ces trois indispensables :

- Un cuit-vapeur : évitez les cuit-vapeur en plastique. Je recommande le très bon « Vitaliseur de Marion » pour sa température basse et sa cuisson qui préserve la vitalité des aliments. Si ce n'est pas le moment pour vous d'investir dans ce bel objet, un simple panier vapeur fera l'affaire.
- Un bon blender : pour moi, c'est la base. On peut faire des sauces magnifiques pour les salades et les légumes cuits, des soupes, des fromages végétaux, des smoothies, et même l'utiliser pour faire des jus (en filtrant après avec un sac à lait végétal). Ne lésinez pas sur la qualité, en choisissant des marques connues pour leur moteur puissant.
- Un extracteur de jus : il vous permettra de faire du jus à base de tous types de végétaux (ce que ne permet pas la centrifugeuse), tout en préservant les nutriments grâce à la pression à froid.

Semaines 6-7-8

Les objectifs

Objectif n° 1 : entamez votre remontée alimentaire[1] avec sérénité

Réintroduisez petit à petit un peu de sucre : conservez les fruits, et si vous en avez envie, ajoutez de temps à autre une petite douceur de type chocolat noir, gâteau sain à base de farine complète et de sucre de coco, un verre de bon vin rouge…

Objectif n° 2 : trouvez l'équilibre

À ce moment de la cure, le sevrage du sucre ayant fait son effet, vous devriez être devenu beaucoup plus sensible au sucre et ne plus tolérer le goût des aliments trop sucrés. Cela rend la remontée alimentaire plus facile, car vous serez capable de vous réguler naturellement.

Mais faites attention ! Le problème avec le sucre, c'est que plus on en mange, plus on a envie d'en manger. Et entre les sorties, les restaurants et les diverses sollicitations, il n'est pas toujours facile de garder le cap d'une alimentation peu sucrée. L'idée, c'est de trouver la fameuse « voie du milieu », en alternant plaisirs sucrés et plaisirs sans sucre.

Comment s'y prendre ?

Les astuces alimentaires

Utilisez un carnet alimentaire

Pour vous aider dans ces trois dernières semaines, écrivez dans un carnet les moments sucrés de votre semaine : le bol de riz blanc au restaurant japonais, le gâteau maison du dimanche, le verre de champagne à un anniversaire…

1. Période pendant laquelle vous allez progressivement réintroduire certains types de sucres, en continuant à éviter les sucres les plus néfastes.

À ce stade de la cure, vous vous sentirez plus fort, mais pas encore superwoman ou superman ! Alors évitez de dépasser trois « moments sucrés » par semaine (en plus des fruits).

Contrebalancez les « écarts »

Et si vous « craquez », ne vous blâmez pas : rebondissez ! Pour contrebalancer, préparez-vous un bon plat plein de légumes verts et de graines germées, ou faites une monodiète.

Le truc en plus : écoutez-vous et sachez rebondir !

La clé du succès sur le long terme réside dans le juste équilibre entre contrôle et lâcher-prise. L'idée n'est pas de vous frustrer à vie, mais de vous reprogrammer pour que ces nouvelles habitudes deviennent faciles et naturelles. Ne cherchez pas à être parfait, mais simplement à vous équilibrer.

Faites de votre esprit votre allié

Si vous remarquez que vous avez mangé un peu trop de sucre ces derniers temps, prenez un temps au calme pour vous observer et vous remotiver.

1. Faites quelques respirations profondes, et quand vous vous sentez tranquille, regardez ce qui se passe en vous : êtes-vous anxieux ? Triste ? Irrité ? Fatigué ?
   Notez ici comment vous vous sentez :

....

....

....

....

2. Ensuite, relisez vos motivations premières, celles que vous aviez notées en début de cure. Fermez les yeux, et reconnectez-vous avec elles. Faites-les à nouveau vibrer en vous. Laissez-les vous regonfler d'énergie.

3. Écrivez ici tous les bénéfices physiques, mentaux et émotionnels que vous avez déjà eus depuis le début de la cure :

....

....

....

....

4. Ce qui vous motive aujourd'hui pour continuer :

....

....

....

....

Faites de votre corps votre allié

Si vous avez abusé du sucre, ne culpabilisez pas. Le lendemain, évitez simplement tous les sucres et les excitants. Et mettez votre corps en mouvement : nagez, bougez, respirez... Ramenez de la vie dans votre corps.

Avec ce programme, vous avez toutes les clés pour vous libérer du sucre en toute sérénité. Soyez zen, et foncez ! Cette cure peut être faite autant de fois que vous en avez besoin : par exemple, une fois par an au printemps.

Conseils diététiques

Vous avez le droit à toutes les recettes ! En faisant attention à ne pas trop manger ce qui contient du sucre, ou des fruits à IG haut (comme la banane).

Partie 4

MES SUPER RECETTES

LES PETITS-DÉJEUNERS

Avocado toast

Le classique toast à l'avocat, nourrissant et réconfortant.

Ingrédients

- 1 tranche de pain noir
- ½ avocat
- ¼ de citron ou citron vert
- 1 pincée de cumin
- 1 pincée de curcuma
- 1 pincée de sel aux herbes
- Herbes fraîches (coriandre, persil, ciboulette…)
- Quelques graines germées d'alfalfa
- 1 cc de graines de sésame ou de chanvre

Préparation

- Toastez le pain.
- Écrasez l'avocat dans un bol, et assaisonnez avec le citron, le cumin, le curcuma et le sel.
- Étalez l'avocat sur le pain et ajoutez les graines germées, les graines de sésame ou de chanvre et les herbes ciselées.

Pancakes au sarrasin

Ces pancakes sont délicieux avec de la purée de cacahuètes ou un œuf poché.

Ingrédients

- 120 g de sarrasin
- 300 ml de lait végétal au choix
- 2 cc de graines de chia
- 2 cs d'eau
- 1 cs de jus de citron
- ½ cc de vanille
- 1 cc de cannelle
- 1 cc de levure
- 1 cc de bicarbonate de soude
- 1 pincée de sel

Préparation

- Mettez l'eau et les graines de chia à tremper jusqu'à ce que le mélange forme un gel.
- Mélangez le lait végétal et le jus de citron, et laissez reposer.
- Mélangez dans un saladier la farine, la levure, le bicarbonate, le sel, la vanille et la cannelle.
- Puis ajoutez le lait citronné et le chia trempé. Mélangez bien.
- Faites chauffer une poêle antiadhésive à feu moyen avec un peu d'huile de coco ou d'olive, et faites cuire vos pancakes 2 minutes de chaque côté.

Œuf poché

L'œuf poché est plus digeste que l'œuf au plat ou brouillé, car le jaune est cru. Ça change de l'œuf mollet ou à la coque !

Ingrédients

- 1 gros œuf bio hyperfrais
- 10 cl de vinaigre
- 1 litre d'eau

Préparation

- Faites bouillir l'eau avec le vinaigre, puis réduisez pour obtenir un frémissement régulier.
- Cassez l'œuf dans une tasse.
- Positionnez la tasse juste au-dessus de la surface et versez l'œuf tout doucement dans l'eau.
- Avec une cuillère, tournez autour pour emprisonner le jaune au centre.
- Laissez cuire 1 à 2 minutes.
- Sortez l'œuf et dégustez.

Crème de chia à la noix de coco

Un vrai délice tout doux, à manger avec ou sans fruits.

Ingrédients

- 2 cs de graines de chia
- 90 ml de lait d'amande
- 90 ml de lait de coco
- ½ cc de cannelle
- Un peu de vanille en poudre
- 1 ou 2 cc de noix de coco râpée
- 2 cs d'oléagineux au choix (amandes, noisettes, noix de cajou...)
- En option : un ou plusieurs fruits, en fonction de la phase de cure où vous êtes.

Préparation

- Faites tremper dans un bol les graines, le lait, la cannelle, la vanille et la noix de coco râpée. Mélangez pendant une minute. Laissez gonfler pendant 1 heure ou toute la nuit.
- Au moment de déguster, ajoutez les oléagineux.

LES SAUCES

Voici mes deux sauces fétiches pour sublimer les légumes. Maintenant libre à vous d'en créer d'autres selon votre inspiration en vous aidant de la liste des saveurs.

Ma sauce à l'avocat

Elle donnera de l'onctuosité et un goût magique à vos salades, légumes cuits, céréales...

Ingrédients

- 1 avocat
- Le jus d'un citron vert
- 1 cs de tamari
- 2 petits oignons nouveaux
- 1 bouquet de coriandre (ou de basilic, persil...)
- Du piment d'Espelette
- 60 ml d'huile d'olive
- 60 ml d'huile de sésame
- 1 cs d'huile de sésame grillé
- Sel, poivre

Préparation

- Mettez dans le bol du blender l'avocat, le citron vert, la sauce tamari, les petits oignons, la coriandre (avec les tiges), le piment d'Espelette, un peu de sel et du poivre. Mixez.
- Lorsque la texture est bien lisse, laissez le blender tourner à vitesse maximale et ajoutez en fin filet les différentes huiles, jusqu'à émulsion.

La sauce qui va avec tout

En dip pour tremper des légumes, pour salade ou légumes cuits, sur des céréales, un bouddha bowl... Elle se mange épaisse ou fluide en fonction des besoins. Elle remplace magnifiquement la sauce de la salade César et donnera à vos salades vertes un goût de revenez-y ! On peut la préparer à l'avance, elle se conserve bien au frigo.

Ingrédients

- 2 cc de miso brun (il existe de nombreux goûts en fonction des marques : goûtez pour trouver votre préféré !)
- 40 g de tahin (purée de sésame)
- 40 g de purée de noix de cajou ou d'amandes
- Un peu d'ail
- Le jus d'un citron
- 4 cs d'huile d'olive + 1 huile oméga-3 au choix (colza, noix, chanvre...)
- Eau
- Poivre

Préparation

Dans un bol, mélangez le tahin, la purée de noix de cajou ou d'amandes, le miso, l'ail écrasé, le poivre et le jus de citron à l'aide d'une fourchette. En se mélangeant la sauce durcit : rajoutez l'huile et de l'eau petit à petit, plus pour donner à la sauce la texture désirée (elle peut se manger épaisse ou fluide).

LES PLATS À BASE DE CÉRÉALES OU DE LÉGUMINEUSES

Poêlée de sarrasin grillé

Le sarrasin est une pseudo-céréale délicieuse, peu sucrée et bien chargée en protéines. Son point faible : elle peut se transformer en une bouillie peu engageante si on la cuit mal. Une fois cuite, on peut la manger chaude, ou froide !

Voici mon astuce pour bien la cuire :

Faites chauffer de l'eau dans une bouilloire ou un bouillon dans une casserole. Mettez votre sarrasin grillé (kasha) dans une poêle sans eau ni matière grasse, et faites chauffer la poêle.

Avec votre main, faites tourner le sarrasin dans la poêle, jusqu'à ce qu'il soit bien chaud. Couvrez d'un peu d'eau chaude (à la manière du riz pilaf) et remuez. Goûtez et ajoutez encore de l'eau si besoin, en gardant en tête que le sarrasin cuit très vite et nécessite peu d'eau. Une fois cuite, la graine développe un gel, que vous pouvez assécher en continuant la cuisson sans eau, avec un petit peu d'huile d'olive.

Assaisonnez, et utilisez ces grains pour accompagner un plat de légumes ou pour remplacer la semoule dans un taboulé.

Soupe aux lentilles corail et au lait de coco

Cette soupe est très nourrissante et réconfortante. Vous pouvez la manger telle quelle ou y ajouter des légumes de saison à IG bas ou moyen. N'en abusez pas si vous avez l'intestin fragile : la lentille corail a beau être la plus digeste des légumineuses, il faut quand même la manger avec parcimonie.

Vous pouvez aussi penser à la lentille corail en remplacement de la pomme de terre dans vos soupes habituelles, car elle donne du liant, mais aussi du goût.

Ingrédients

- 2 oignons
- 2 gousses d'ail
- 1 cs de pâte de curry (à équilibrer en fonction de vos goûts et du caractère plus ou moins épicé de la pâte)
- 400 ml de lait de coco
- Un peu d'huile de coco (ou d'olive)
- Le jus d'un citron vert (ou jaune)
- 300 g de lentilles corail
- 1,5 litre d'eau

Préparation

- Émincez les oignons et l'ail.
- Faites-les revenir avec un peu d'huile et le curry. Ajoutez le lait de coco, l'eau et les lentilles. Faites cuire environ 30 minutes.
- Avant de servir, ajoutez le jus de citron. Vous pouvez consommer cette soupe mixée ou non.

Tofu tout simple

Le tofu est un mystère pour nombre d'entre nous. Voici une recette simple pour le rendre délicieux !

Ingrédients

- 150 g de tofu ferme (évitez le tofu du rayon sec, prenez-le frais !)
- 1 gousse d'ail
- 1 à 2 cs de tamari
- Huile d'olive
- Vinaigre
- Poivre

Préparation

- Sortez le tofu de son emballage. Retirez l'eau. Enrobez-le dans du papier absorbant et posez un poids dessus pour retirer l'excès d'eau.
- Coupez le bloc de tofu dans le sens de la largeur pour en faire des tranches de 1 cm d'épaisseur. Recoupez-le pour en faire des rectangles.
- Faites chauffer une poêle avec de l'huile d'olive. Saisissez les tranches de tofu et faites-les colorer 2 minutes de chaque côté.
- Ajoutez la sauce tamari, l'ail, puis déglacez rapidement d'un trait de vinaigre. Hors du feu, ajoutez le poivre et servez.

Soupe crue et chaude aux champignons

Cette soupe « rawfood » est rapide et sans cuisson, ce qui permet de conserver tous les nutriments des aliments... Et le goût est vraiment bluffant !

Ingrédients

- 250 g de champignons de Paris
- ½ ou 1 échalote
- 2 cs de jus de citron
- 1 cs de miso
- 1 cs de tamari
- 125 g de noix de cajou trempées 2 heures (ou de purée de noix de cajou ou d'amandes)
- Sel
- 700 ml d'eau

Préparation

- Coupez grossièrement les champignons et l'échalote. Mettez tous les ingrédients dans le blender.
- Faites bouillir l'eau. Mixez d'abord avec la moitié de l'eau, puis une deuxième fois avec toute l'eau.
- Servez immédiatement.

Taboulé de chou-fleur

Une recette crue très fraîche et sans céréales.

Ingrédients

- ½ chou-fleur
- ½ concombre
- 1 bouquet de menthe
- 2 bouquets de persil plat
- Le jus d'un demi-citron ou d'un citron
- ½ oignon rouge
- 4 cs d'huile oméga-3
- Sel, poivre

Préparation

- Faites de la semoule de chou-fleur en le râpant à la mandoline ou en le passant rapidement au robot. Hachez finement les herbes avec un bon couteau.
- Réduisez le concombre et l'oignon en petits cubes.
- Mélangez le tout avec le jus de citron et l'huile. Salez et poivrez.
- Laissez reposer 1 heure au frigo.

PLATS

Soupe froide aux herbes

Cette soupe est délicieuse servie bien froide en été, avec un filet d'huile d'olive.

Ingrédients

- 1 avocat
- 1 gros concombre
- ½ pomme
- 2 oignons nouveaux (ou ½ oignon)
- 3 brins de coriandre
- 3 brins de basilic
- 2 brins de menthe
- 1 morceau de 1 cm de gingembre

- Le jus d'un citron vert
- ½ cc d'huile de sésame grillé
- Sel, poivre

Préparation

- Conservez les légumes au frais pour que la soupe soit bien froide.
- Mixez tous les ingrédients ensemble avec un bon blender. Si vous souhaitez une texture plus onctueuse, vous pouvez passer le mélange dans un sac à lait végétal.
- Servez la soupe bien froide avec un filet d'huile.

Frites de patates douces au four

Ces frites de patates douces délicieuses et réconfortantes sont bien moins sucrées que celles de pommes de terre. À manger en quantité raisonnable avec des légumes verts pour compenser l'index glycémique quand même assez haut.

Ingrédients

- 1 patate douce moyenne
- Curcuma, piment, sel, poivre
- Huile d'olive ou de coco

Préparation

- Préchauffez le four à 210 °C.
- Lavez les patates douces, ne les épluchez pas.
- Coupez-les en deux dans le sens de la longueur, puis coupez chaque moitié en deux, et encore en deux. On obtient 8 morceaux par patate douce.
- Placez-les sur une plaque de cuisson tapissée de papier sulfurisé. Versez un filet d'huile d'olive (environ 2 cs), du curcuma, du piment, un peu de sel et de poivre, puis mélangez avec les mains pour que chaque frite soit enduite du mélange.
- Enfournez pour environ 25 minutes : la chair des patates douces doit être tendre.

Salade de chou au citron et à la menthe

Une petite salade toute simple, un peu comme celle des restaurants japonais, mais sans sucre ajouté !

Ingrédients

- ½ chou rouge ou blanc
- ½ citron
- 1 cs d'huile de sésame grillé
- ½ bouquet de menthe
- Sauce tamari
- Piment en poudre

Préparation

- Coupez le chou très finement (5 mm d'épaisseur), de préférence à la mandoline. Râpez la moitié du citron pour en retirer le zeste. Ciselez la menthe.
- Mélangez le chou, la menthe, un peu de zeste (au goût), l'huile de sésame grillé, un peu de tamari, le jus du demi-citron et un peu de piment. Mélangez intimement l'ensemble. Rectifiez l'assaisonnement si nécessaire. Laissez un peu mariner avant de déguster.

Salade de haricots verts

On a moins l'habitude de manger les haricots verts en salade. Et pourtant, c'est délicieux ! Cette salade est très bonne avec la « sauce qui va avec tout ».

Ingrédients

- 200 g de haricots verts
- 1 petit morceau de gingembre
- 1 bouquet de coriandre (ou de persil)
- 1 échalote
- ½ citron
- 2 à 4 cc de moutarde
- Tamari
- Huile
- Graines de sésame

Préparation

- Faites cuire les haricots verts à la vapeur. Ils doivent être croquants (en « cuidités »). Dès qu'ils sont cuits, plongez-les dans l'eau froide pour conserver la couleur verte.
- Râpez un morceau de gingembre d'environ 1 cm. Ciselez finement la coriandre et l'échalote.
- Mélangez au fond d'un saladier l'huile, le gingembre, la moutarde, l'échalote, le jus du demi-citron, un peu de sauce tamari, des graines de sésame et du poivre.
- Mélangez les haricots, la coriandre et la sauce ensemble.

Tarte courgettes et citron sans gluten

Une tarte salée sans gluten, sans produits laitiers, et vraiment délicieuse !

Ingrédients

Pâte à tarte :

- 75 g de farine de riz complet
- 75 g de farine de sarrasin
- 50 g de flocons de sarrasin
- 1 cc bombée de purée de tahin ou d'amandes
- 3 cs d'huile d'olive
- 1 cs de graines de pavot
- 1,5 cs de graines de chia
- Un peu de zeste de citron
- Sel

Garniture :

- 2 courgettes
- 2 gousses d'ail
- 240 g de tofu soyeux
- Le jus d'un citron
- Curcuma, cumin, curry en poudre
- 2 cs de purée de noix de cajou ou d'amandes
- Moutarde

Préparation

- Faites chauffer le four à 150 °C. Mélangez 6 cs d'eau et les graines de chia.
- Dans un grand récipient, mélangez les ingrédients secs ensemble. Sablez avec l'huile d'olive, puis ajoutez la purée d'oléagineux et les graines de chia trempées. Former une boule en ajoutant éventuellement un peu d'eau. La pâte doit être un peu humide.
- Mettez du papier cuisson sur votre table, et abaissez la pâte à l'aide d'un rouleau à pâtisserie et d'un peu de farine. Si la pâte casse, ce n'est pas grave, il suffit de coller les morceaux ensemble dans le moule.
- Émincez les courgettes finement. Faites-les cuire à la poêle *al dente* dans un peu d'huile d'olive, avec l'ail écrasé et du sel, puis égouttez-les.
- Retirez l'eau du tofu soyeux. Mixez-le avec le reste des éléments (sauf la moutarde). Goûtez et rectifiez l'assaisonnement au besoin.
- Étalez une fine couche de moutarde sur le fond de tarte. Mettez les courgettes sur la pâte et nappez avec l'appareil au citron. Décorez d'un peu de graines de pavot.
- Enfournez pendant 45 minutes à 150 °C dans un four non ventilé, en bas du four pour que la pâte soit bien croustillante.

PLATS

Steaks végétaux express

Il existe des recettes plus élaborées de steaks végétaux. J'aime bien celle-ci car elle est rapide, et on peut la faire facilement avec les fonds de placard et de frigo.

Ingrédients

- 3 tasses de flocons de céréales (avoine, sarrasin, quinoa)
- 3 tasses de lait végétal non sucré
- 3 tasses de légumes râpés (carottes, courgettes, chou...)
- 3 cs de graines de chia
- 12 cs d'eau
- 8 cs de noix au choix hachées
- 6 à 8 cc d'épices (curcuma, curry, coriandre, cumin...)
- Huile d'olive
- Sel, poivre

Préparation

- Mélangez les flocons et le lait, et laissez gonfler une dizaine de minutes. Faites de même avec les graines de chia et l'eau.
- Râpez les légumes, puis mélangez tous les ingrédients. Faites cuire dans une poêle bien chaude et huilée, en déposant de petites quantités de pâte directement sur la poêle.

LES JUS DE LÉGUMES

Jus détox d'été

Ce jus vert très détox ressemble un peu à une soupe froide. Il est super en apéro.

Ingrédients

- 4 concombres
- 5 tomates bien mûres
- 3 branches de kale ou une grosse poignée d'épinards ou de feuilles vertes
- ½ bouquet de basilic
- 1 peu de vert d'oignon nouveau (et d'ail si vous aimez ça)

Préparation

Passez l'ensemble des ingrédients dans un extracteur de jus ou une centrifugeuse.

Jus vert rafraîchissant

Ce jus rafraîchissant est parfait pour le matin... mais peut aussi être bu à tout moment de la journée !

Ingrédients

- 2 concombres
- 1 citron (sans la peau)
- ½ bouquet de menthe
- 1 branche de céleri

Préparation

Passez l'ensemble des ingrédients dans un extracteur de jus ou une centrifugeuse.

Jus un peu sucré

Ce jus est le plus accessible des trois, grâce au sucre de la pomme et de la carotte.

Ingrédients

- 1 concombre
- 2 carottes moyennes
- 1 morceau de fenouil
- 4 feuilles de kale (ou autres feuilles vertes comme les épinards)
- 1 pomme
- 1 petit morceau de gingembre

Préparation

Passez l'ensemble des ingrédients dans un extracteur de jus ou une centrifugeuse.

LES SNACKS

LES SNACKS SALÉS

Fromage de noix de cajou

Cette tartinade végétale remplace le fromage frais.

Ingrédients

- 200 g de noix de cajou
- 100 ml d'eau
- 1 cs de miso
- 1 cc d'huile de coco fondue
- 1 cs de jus de citron
- Sel
- En option : ail, ciboulette, cumin, poivre...

Préparation

- Faites tremper les noix de cajou pendant 4 heures, puis rincez-les bien. Jetez l'eau.
- Mettez tous les ingrédients dans un bon blender, et réduisez-les en une fine crème. Assaisonnez à votre goût, et gardez le fromage au frigo.

Tartare d'algues

J'adore le tartare d'algues. C'est délicieux (quand on aime les algues !) et très nutritif. Plus on coupe les légumes en petits cubes, meilleur c'est.

Ingrédients

- 60 g d'algues fraîches (dulse, wakamé, laitue de mer...) au rayon frais des magasins bio
- ½ carotte coupée en petits cubes
- ½ courgette coupée en petits cubes
- ½ échalote
- Un peu d'ail
- 2 cornichons
- 1 cc de câpres
- ½ cc de moutarde
- ½ citron pressé
- 3 cs d'huile au choix
- Sel, poivre, vinaigre

Préparation

- Dessalez les algues à grande eau, plusieurs fois. Égouttez-les en les pressant avec les mains pour enlever toute l'eau. Retirez les parties trop dures, et émincez-les grossièrement.
- Placez-les dans le bocal du mixeur avec les cornichons, l'échalote, l'ail, les câpres, puis ajoutez le citron, la moutarde, le vinaigre, l'huile, le sel et le poivre. Mixez l'ensemble. Ajoutez les petits cubes de légumes et mélangez à nouveau. Goûtez et ajustez l'assaisonnement.

Rouleaux à l'algue nori

Mes rouleaux sont toujours différents car j'y mets ce que j'ai à portée de main. Soyez créatif ! On peut les manger en snack salé ou en plat.

Ingrédients

- 1 œuf cuit en omelette
- Graines germées d'alfalfa
- 1 carotte coupée finement
- Un peu de moutarde
- 1 feuille de salade

Préparation

Remplissez le quart de la feuille de nori le plus proche de vous avec une feuille de salade. Mettez un peu de moutarde dessus, de la carotte, des graines germées et de l'omelette. Puis roulez la feuille de nori en serrant bien. Collez avec un peu d'eau sur le bord de la feuille. Coupez en rondelles avec un bon couteau, et dégustez avec un peu de sauce soja !

LES SNACKS SUCRÉS

Poire, noisettes et chocolat

Vous pouvez faire ce mélange en variant les fruits et les purées d'oléagineux, et en remplaçant le cacao par des graines de courge grillées, du sésame, de la poudre de thé vert matcha...

Ingrédients

- 1 poire
- 1 cs de purée de noisettes
- Cacao cru en poudre ou poudre de cacao sans sucre

Préparation

Coupez la poire en morceaux, mélangez l'ensemble et dégustez !

Yaourt et copeaux de coco

Vous pouvez faire rôtir légèrement les copeaux de noix de coco au four avec de la cannelle pour plus de goût.

Ingrédients

- 1 yaourt au soja ou de chèvre
- Gros copeaux de noix de coco séchée
- Cannelle

Les biscuits d'Aurore

Faites votre poudre d'amandes et de noisettes vous-même ! Ce sera bien meilleur et vos biscuits auront une meilleure tenue. Et soyez créatif en ajoutant de la vanille, de la cannelle, du gingembre, du mélange quatre épices, de la poudre de cacao sans sucre, du thé vert matcha, des myrtilles...

Ingrédients

- 150 g de poudre d'amandes
- 150 g de poudre de noisettes
- ½ cc de bicarbonate
- ½ cc de sel
- 100 g d'huile de coco
- 1 cs bombée de purée de noisettes
- ½ banane bien mûre (ou 1 cs de sirop de coco)

Préparation

- Préchauffez le four à 180 °C. Mélangez dans un robot à lame en S les poudres d'amandes et de noisettes, le bicarbonate et le sel. Puis ajoutez le reste des ingrédients.
- Faites des boules avec la pâte et écrasez-les pour former des biscuits.
- Placez-les au four sur une plaque couverte de papier sulfurisé. Laissez cuire entre 10 et 20 minutes selon la taille des biscuits.

Beurre de coco

Cette douceur fondante peut être utilisée en remplacement du beurre, ou à faire fondre sur des pancakes de sarrasin ou dans une salade de fruits.

Ingrédient

- 1 paquet de noix de coco râpée

Préparation

- Mixez la noix de coco dans un blender. Raclez les bords et mélangez jusqu'à ce que le mélange prenne la texture du beurre. Si vous avez un blender puissant, cela se fera en quelques minutes. Avec un blender moins puissant, ça peut prendre 15 minutes (faites des pauses !).
- Conservez la préparation au frigo.

Crumble cru pomme-poire

Un snack sympa et rapide, très rapide ! Pour plus de croustillant, faites griller les noisettes.

Ingrédients

- 100 g de pomme
- 100 g de poire
- Un peu de jus de citron
- 60 g de noisettes
- 1 à 2 cs de purée de noisettes
- 1 cc de cannelle

Préparation

- Mixez au blender la pomme, la poire et le jus de citron. Réservez dans de petits bols.
- Réduisez les noisettes en une poudre grossière. Mélangez avec la purée de noisettes et la cannelle pour obtenir une pâte sablonneuse. Émiettez le mélange sur la purée de fruits.

Sorbet banane-framboise minute

Un dessert délicieux et très simple, à manger plutôt dans l'après-midi, ou à la fin d'un repas fait essentiellement de légumes, pour éviter les mauvaises associations alimentaires. En cas d'envie de chocolat, vous pouvez mettre 1 cs de cacao cru en poudre à la place des framboises.

Ingrédients

- 1 ou 2 bananes coupées en morceaux et congelées
- 1 poignée de framboises surgelées

Préparation

Sortez les bananes et les framboises du congélateur 15 minutes avant. Mixez-les avec un bon blender. Servez immédiatement.

Mousse chocolat-banane

Cette mousse est délicieuse ! Surtout quand on la fait reposer quelques heures avant de la manger.

Ingrédients

- ½ avocat
- 1 banane bien mûre
- 4 cs de poudre de cacao cru (ou poudre 100 % cacao)
- 1 cs d'huile de coco
- Quelques framboises ou autre fruit de saison

Préparation

- Mixez finement tous les ingrédients, sauf les framboises, avec un blender.
- Disposez le mélange ainsi obtenu dans des petits bols, et réservez au frais environ 1 heure.
- Servez avec les framboises.

Banana bread

Ce gâteau est peu sucré, et parfait pour les petites faims l'après-midi.

Ingrédients

- 60 ml de lait de soja
- 6 cs d'huile de coco
- 1 cc de vanille en poudre
- 540 ml de purée de bananes bien mûres écrasées (environ 5 bananes moyennes)
- 220 g de farine de petit épeautre complète
- 1 cc de levure
- 1 cc de bicarbonate de soude alimentaire
- 1 pincée de sel
- 150 g de noix de Grenoble

Préparation

- Préchauffez le four à 180 °C.
- Mettez du papier sulfurisé dans un moule à cake.
- Faites fondre l'huile de coco au bain-marie.
- Mettez dans un blender le lait, l'huile, les bananes, la vanille et mixez jusqu'à ce que l'ensemble soit bien lisse.
- Dans un grand récipient, mélangez la levure et la farine. Ajoutez le mélange liquide à la banane, et mélangez l'ensemble. Puis ajoutez les noix et mélangez à nouveau.
- Au dernier moment, ajoutez le bicarbonate, mélangez doucement, versez le mélange dans le moule et enfournez.
- Laissez au four entre 30 et 45 minutes. À partir de 30 minutes, vérifiez régulièrement si le gâteau est cuit en plantant un couteau au centre. Si le couteau ressort propre, c'est prêt !

Tarte banane-chocolat

J'adore cette tarte. Bon, elle a un IG non négligeable... mais aucun sucre ajouté ! À garder pour les moments festifs.

Ingrédients

Pâte à tarte :

- 150 g de farine de petit épeautre
- 50 g de flocons de sarrasin
- 1 cc bombée de purée de sésame ou d'amandes
- 3 cs d'huile d'olive
- 1 cs de graines de pavot (facultatif)
- 3 cs de graines de chia
- 6 à 10 cs d'eau
- Un peu de sel

Pour une version sans gluten, remplacez le petit épeautre par :

- 75 g de farine de riz complet
- 75 g de farine de sarrasin

Garniture :

- 8 cs de chocolat à 99 % de cacao
- 800 g de bananes bien mûres (à mixer)
- 2 bananes (à couper en rondelles pour décorer)
- 150 g de tofu soyeux
- 50 ml de lait végétal (soja ou autre)

Préparation

- Préchauffez le four à 150 °C.
- Faites tremper les graines de chia dans 6 cs d'eau pendant 5 à 10 minutes, jusqu'à ce que cela forme un gel.
- Mélangez tous les ingrédients secs, puis ajoutez les graines de chia pour former une belle boule de pâte. Ajoutez un peu d'eau au besoin. Laissez reposer la pâte, puis abaissez-la finement sur un papier sulfurisé. Foncez un moule à tarte avec la pâte.
- Râpez le chocolat et déposez-le sur la pâte à tarte.
- Mixez ensemble dans un blender tous les ingrédients de l'appareil pour obtenir une pâte lisse et mousseuse. Déposez l'appareil sur le fond de tarte. Décorez de rondelles de banane.
- Faites cuire la tarte 45 minutes à 150 °C dans le bas du four pour obtenir une pâte bien croustillante. Laissez refroidir à température ambiante, puis conservez au frigo pour servir froid.

CONCLUSION

Appliquer ma cure de 8 semaines pour vous libérer du sucre, c'est choisir de marcher sur un nouveau chemin : celui de la vitalité !

En diminuant cette grande source de « toxiques », vous offrez à votre corps la possibilité de se purifier et de fonctionner à nouveau à plein régime.

La détox du sucre, ce n'est pas compliqué. Cela demande simplement de sortir de sa zone de confort et d'être persévérant. Vous verrez, ça vaut le coup. Une fois libérés du sucre, votre corps et votre esprit vous remercieront.

Comme les habitudes sucrées ont parfois la vie dure, je vous conseille d'entretenir votre détox en faisant une piqûre de rappel une fois par an. C'est particulièrement facile au printemps, car notre corps a envie et besoin d'éliminer les excès de l'hiver. Alors, chaque nouveau printemps, prenez le temps de vous libérer du sucre !

Belle vie *sugar free* !

ANNEXES

TABLEAUX DES INDEX GLYCÉMIQUES[1]

Aliments à IG faible

Aliment	IG
Avocat	10
Amande, noix, cacahuète	15
Tofu	15
Légumes verts : brocoli, concombre, courgette, épinard, fenouil, poireau…	15
Choux (tous)	15
Graines germées	15
Carotte crue	16
Aubergine cuite	20
Chocolat noir (85 % de cacao)	20
Sucre de coco	24,5
Chocolat noir (70 % de cacao)	25
Fraise, framboise, pamplemousse	25
Graines de courge, noisette, noix de cajou	25
Betterave crue, tomate crue, haricots verts	30

1. Les valeurs données dans les tableaux des index glycémiques sont une moyenne réalisée par l'auteur à partir de plusieurs sources.

Aliment	IG
Lait demi-écrémé	30
Lait d'amande sans sucre, lait de soja	30
Lentilles vertes, pois chiches	30
Abricot frais, abricot sec, pêche, orange	35
Graines de tournesol	35
Haricot blanc, noir, rouge	35
Jus de tomate	35
Quinoa, riz sauvage cuit	35

Aliments à IG moyen

Aliment	IG
Pomme, poire	38
Pruneau	40
Sarrasin cuit	40
Orange, jus d'orange pressé sans sucre ajouté	45
Jus de pomme sans sucre ajouté	45
Petits pois cuits	45
Raisin	45
Carotte cuite	47
Banane sans taches noires, kiwi, mangue	50
Patate douce cuite au four	50
Pâtes complètes, riz complet, riz basmati cuit	50
Pain noir allemand	50

Aliments à IG élevé

Aliment	IG
Banane mûre (avec taches noires)	55
Pâtes blanches	55
Flocons d'avoine	60
Couscous	60
Cerise, ananas, figue sèche	60
Miel	De 50 à 70
Chocolat au lait	64
Betterave cuite, courge	65
Melon, raisins secs	65
Sirop d'érable	65
Pain complet	65
Pommes de terre vapeur avec la peau	65
Sirop d'agave	De 55 à 90
Bière	70
Biscotte, pain blanc, farine de maïs, polenta, riz blanc	70
Pomme de terre bouillie, vapeur	70
Sucre blanc ou roux	70
Pastèque	75
Baguette blanche	78
Pomme de terre en purée maison	80
Corn flakes	85
Lait de riz	85
Panais cuit	85

Aliment	IG
Tapioca cuit	85
Galettes de riz soufflé	85
Riz à cuisson rapide	87
Pain blanc sans gluten (riz, maïs)	90
Farine de riz	95
Pommes de terre au four	95
Sirop de riz	98
Datte	100
Glucose	100

MA LISTE DE COURSES

Les aliments en couleur sont ceux qui sont indispensables, et donc à acheter en priorité.

Au rayon sec

- ☐ Oléagineux de toutes sortes : amandes, noisettes, noix, noix de cajou, graines de courge, de sésame, de lin, de chia… À choisir en vrac autant que possible.
- ☐ Purées d'oléagineux sans sucre : purée d'amandes, de noisettes, de cajou, de sésame ou tahin, et éventuellement de cacahuètes. La marque Jean Hervé® est une valeur sûre.
- ☐ Céréales : le blé complet, et surtout les autres céréales comme le quinoa, le sarrasin, l'amarante, le millet, le riz basmati complet, le petit épeautre…
- ☐ Farines : blé complet, petit épeautre, sarrasin
- ☐ Flocons de céréales : avoine, sarrasin
- ☐ Pâtes 100 % sarrasin
- ☐ Pâtes de petit épeautre
- ☐ Pain bio au levain à la farine de petit épeautre ou sarrasin, kamut, seigle, ou éventuellement blé complet (éviter blé blanc, riz, châtaigne, maïs). À acheter en magasins bio ou dans les boulangeries adaptées. Attention, la levure nourrit le déséquilibre du microbiote, et notamment le *Candida albicans*.
- ☐ Biscottes complètes
- ☐ Légumineuses sèches variées : lentilles corail, lentilles vertes, pois chiches, haricots… Elles sont moins sucrées et plus protéinées que les céréales.
- ☐ Bocaux de légumineuses (pour les préparations rapides et… les soirs de flemme)
- ☐ Protéines de soja texturées (à réhydrater dans un bouillon). Elles sont très protéinées et peuvent remplacer la viande et le poisson dans les préparations comme la sauce bolognaise, la moussaka, etc.

- Huiles biologiques première pression à froid : une bonne huile d'olive, de l'huile de coco, et une huile oméga-3 comme le lin, le chanvre ou le colza
- Lait de coco
- Crèmes végétales (pour remplacer la crème fraîche de vache)
- Laits végétaux sans sucre ajouté (éviter le lait de riz)
- Tisanes variées
- Tisanes au goût naturellement sucré : anis étoilé, réglisse, cannelle, vanille...
- Tisane cacao : Yogi Tea® Choco (à l'écorce de fève de cacao)
- Tisanes régulatrices de la glycémie (abaissent le taux de sucre dans le sang) : cannelle, fenugrec, feuille de myrtille, de cassis, de fraisier, feuille d'eucalyptus... Boire trois tasses par jour.
- Bocaux ou conserves de petits poissons des mers froides issus de la pêche responsable : sardines, maquereaux, anchois
- Œufs bio
- Boîtes de foie de morue. À choisir en magasins bio pour éviter les sources trop polluées.
- Olives noires, vertes...
- Tomates séchées
- Champignons séchés (notamment shiitakés) à mettre dans les bouillons
- Algues sèches : en paillette et en feuilles nori
- Vinaigre de cidre (et pas balsamique car sucre)
- Cornichons sans sucre
- Câpres au vinaigre
- Graines à germer d'alfalfa
- Sel de mer non raffiné ou sel aux herbes type Herbamare®
- Gomasio (sésame grillé salé)
- Sauce soja sans gluten (« tamari », et non « shoyu » qui contient du gluten)
- Pâte de miso brun non pasteurisé. Testez-en plusieurs : les goûts sont très différents en fonction des marques. Évitez le miso blanc (sucré), et faites attention si vous êtes intolérant au gluten, il existe des miso avec ou sans gluten.
- Pâte de curry
- Épices variées : cannelle, vanille, curcuma, cumin, curry, piment, piment d'Espelette, poivre...
- Poudre de cacao sans sucre (de préférence cacao cru)

- ❑ Fèves de cacao cru
- ❑ Bocaux de compote sans sucre ajouté

Au rayon frais

- ❑ Poisson frais ou fumé (comme le maquereau ou le hareng)
- ❑ Viande blanche
- ❑ Tofu (surtout lactofermenté)
- ❑ Compotes sans sucre ajouté
- ❑ Houmous
- ❑ Fromage végétal à base de tofu ou d'oléagineux
- ❑ Tarama bio (sans colorants, sans gluten, sans lait). À consommer avec modération car très gras.
- ❑ Tartare d'algues
- ❑ Algues fraîches conservées au sel
- ❑ Boîtes de graines déjà germées
- ❑ Éventuellement un peu de fromage de chèvre
- ❑ Boisson kombucha
- ❑ Crêpes 100 % sarrasin
- ❑ Beurre (si bien toléré), ou margarine végétale bio aux graisses non hydrogénées
- ❑ Yaourts de chèvre ou de brebis (si bien toléré), ou yaourt de soja, de coco... À choisir sans sucre ; peut être consommé avec un peu de compote sans sucre et/ou de la purée d'amandes, noisettes, cacahuètes et/ou des oléagineux/graines pour le croquant.

Fruits et légumes

- ❑ **Légumes feuilles verts** à consommer crus : salade verte, mâche, roquette, pousses d'épinard...
- ❑ **Légumes verts** à consommer crus ou cuits : courgettes, concombre, haricots verts, céleri, asperge, brocoli, choux, choux de Bruxelles, endive, épinards, blette, fenouil, poireau...
- ❑ **Légumes variés** (en faisant attention aux IG élevés)
- ❑ **Fruits** (en faisant attention aux IG élevés)
- ❑ Citron
- ❑ Avocats
- ❑ Champignons (donnent du goût)

- ❑ Gingembre
- ❑ Herbes fraîches variées et en quantité, pour donner du goût : menthe, coriandre, persil, basilic, ciboulette, oignon nouveau...
- ❑ Ail, oignon (car régulateurs de la glycémie, attention en cas d'intestin irritable)

Au congélateur

- ❑ Fruits congelés non préparés (et notamment des framboises, mangue...)
- ❑ Légumes congelés non préparés (et notamment des haricots verts)

Au marché ou en direct de petits producteurs

- ❑ Légumes, fruits, produits laitiers, œufs, poisson, viande...
- ❑ Achetez le week-end un poulet entier, à manger sur plusieurs repas. N'hésitez pas à utiliser la carcasse comme base pour faire un bouillon, avec des légumes, des épices et le reste de la viande.

RÉCAPITULATIF DU PROGRAMME DE LA CURE EN 8 SEMAINES

Semaine 1	
Objectifs	• N° 1 : diminuer les sucres concentrés. • N° 2 : diminuer les IG élevés et l'alcool.
Actions	• Faites le tri dans vos placards. • Faites les courses pour remplacer les aliments néfastes.
Conseils alimentaires	• Augmentez les acides gras originels et les protéines. • Diminuez les IG élevés. • Diminuez l'alcool. • Offrez-vous une collation source de plaisir par jour.
Semaine 2	
Objectifs	• N° 1 : retirer tous les sucres concentrés. • N° 2 : ajouter d'autres aliments et essayer de nouvelles associations alimentaires.
Conseils alimentaires	• Faites un vrai bon repas à midi. • Mastiquez. • Continuez à manger plus gras. • Évitez les desserts, mais mangez des fruits à volonté. • Ajoutez cannelle, ail, cumin, fenugrec, curcuma, gingembre, persil… à vos repas. • Buvez plus d'eau. • Faites de bonnes associations alimentaires.

Semaine 3	
Objectifs	• N° 1 : retirer le goût sucré. • N° 2 : soutenir la détox.
Conseils alimentaires	• Évitez toutes les formes de sucre, même les fruits. • Mangez plus « vivant ». • Buvez beaucoup d'eau.
Semaines 4 et 5	
Objectifs	• N° 1 : réintroduire le goût sucré *via* les fruits. • N° 2 : garder le cap.
Conseils alimentaires	• Évitez le café. • Diminuez un peu le gras. • Mangez plus léger le soir. • Faites des monodiètes. • Soyez créatif en cuisine.
Semaines 6-7-8	
Objectifs	• N° 1 : entamer la remontée alimentaire avec sérénité. • N° 2 : trouver l'équilibre au quotidien.
Conseil alimentaire	• Ne consommez pas plus de trois moments sucrés par semaine en plus des fruits.

ADRESSES UTILES

Les cours de cuisine

- Super Naturelle : www.super-naturelle.com
- Cuisine bio végétale : www.laparenthesevegetale.fr
- La cuisine de la bienveillance : www.lacuisinedelabienveillance.org
- Paint it green cuisine végétale : www.paintitgreenvegan.com
- Terra Culinaria, gastronomie végétale : www.terra-culinaria.com
- C'est si Bon, nutrition, santé, plaisir, à Bordeaux : www.cestsibon.eu

Quelques sites et blogs pour des infos santé

- Le magazine *Féminin Bio* : www.femininbio.com
- Le Vitaliseur de Marion : www.vitaliseurdemarion.fr
- La Nutrition : www.lanutrition.fr

Mes sites

- Pour les rendez-vous naturopathiques : www.marionthelliez.fr
- Le site de mes ateliers de naturopathie et retraites dans la nature : www.moonrise-retreats.com

Mon réseau de naturopathes en région

- Émilie Borriglione, à Bordeaux : www.cestsibon.eu
- Elsa Mauguin, à Sélestat : www.elsa-naturopathe.fr
- Charlotte Régnier-Vigouroux, à Marseille
- Camille Schweickhardt, à Marseille : www.naturopathemarseille.fr
- Bénédicte Elies, à Brest : www.naturopathe-35.com
- Maëva Papin, à Caen : maeva-naturopathe.com
- Thomas Chenet, à Vals-les-Bains
- L'association professionnelle des naturopathes, l'Omnes, avec son répertoire pour trouver un naturopathe dans votre région : www.omnes.fr

BIBLIOGRAPHIE

- T. Colin Campbell & Thomas M. Campbell, *L'Enquête Campbell : Les aliments qui tuent et ceux qui peuvent vous sauver la vie*, J'ai lu, 2014.
- Charles Duhigg, *Le Pouvoir des habitudes : Changer un rien pour tout changer*, Éditions Clés des champs, 2016.
- Giulia et Jill Enders, *Le Charme discret de l'intestin*, Actes Sud, 2015.
- Corinne Gouget, *Additifs alimentaires danger ! : Le guide indispensable pour ne plus vous empoisonner*, Éditions Chariot d'Or, 2014.
- Pr Henri Joyeux, *Changez d'alimentation*, Pocket, 2016.
- Marion Kaplan, *Alimentation sans gluten ni laitages : Sauvez votre santé !*, Éditions Jouvence, 2010.
- Marion Kaplan, *J'arrête la malbouffe*, Éditions Eyrolles, 2014.
- Taty Lauwers, *Canaris de la modernité*, Éditions Aladdin, 2e édition, 2014.
- Taty Lauwers, *Cinglés de sucres*, Éditions Aladdin, 2013.
- Dr Georges Mouton, *Écosystème intestinal & santé optimale*, Éditions Marco Pietteur, 2004.
- Pr Gabriel Perlemuter et Dr Anne-Marie Cassard, *Les Bactéries, des amies qui vous veulent du bien*, Solar, 2017.
- Jean Seignalet, *L'Alimentation ou la troisième médecine*, Éditions du Rocher, nouvelle édition revue et augmentée, 2012.

TABLE DES MATIÈRES

PARTIE 4 — MES SUPER RECETTES

Septième tirage 2019

Impression & brochage SEPEC

N° d'imprimeur : 21682190404

Dépôt légal : avril 2019

Imprimé en France

Cet ouvrage est imprimé sur du papier offset 90 g,
papier issus de forêts gérées durablement.

PEFC 10-31-1470 / Certifié PEFC / Ce produit est issu de forêts gérées durablement et de sources contrôlées. / pefc-france.org